*La médecine du XXIe siècle*

*sera-t-elle humaine ?*

# *La médecine du XXI^e siècle*

# *sera-t-elle humaine ?*

*Essai thérapeutique*
*pour une médecine traumatisée*

Adrien Duprez

Éditions Médicales
Internationales

62, rue des Mathurins
75008 Paris

ISBN 2-85206-448-0

*A Nicole, ma compagne,*
*collaboratrice de tous les instants.*

# Sommaire

Je tiens à remercier Jean-Marie Laval, mon attentif premier lecteur, pour ses judicieuses remarques, ma fille Cécile et les trois confrères qui ont lu et commenté le premier manuscrit.

# Avant-propos

Depuis vingt-cinq ans, la médecine fait l'objet de réformes annuelles portant sur de petites parties de l'enseignement, sur certaines modalités d'exercices dans le secteur public et, essentiellement, sur le financement des soins par la Sécurité sociale. Aucune de ces réformes n'a procédé d'une conception générale intégrant, simultanément, la formation des praticiens, les exercices professionnels et l'économie de la santé. Les récents Etats généraux de la santé furent, à nouveau, une approche comptable de l'organisation du système de santé français. Toutefois, la gravité de la situation financière incite progressivement les citoyens à prendre conscience du poids de l'économie. Vouloir améliorer le financement de la santé par des recettes plus diversifiées et des dépenses plus judicieuses est, compte tenu des niveaux élevés atteints par les prélèvements obligatoires et les compressions budgétaires, une démarche indispensable mais notoirement insuffisante.

La seule voie encore disponible, mais très mal explorée jusqu'alors, est une réforme drastique de la formation professionnelle des praticiens de la santé et des exercices de la médecine, sources d'énormes gaspillages.

Le présent ouvrage, en abordant ces questions, ne se veut pas un pamphlet, même si la vivacité de certaines critiques, dans la première partie, peut parfois le faire croire. Il ne prétend pas, non plus, apporter la solution des difficultés morales, techniques et économiques posées par la médecine à toutes les sociétés développées, même si les deuxième et troisième parties contiennent beaucoup de propositions. Il se veut un constat, aussi objectif que possible, sans aucun désir de polémique et une esquisse de doctrine se poursuivant par des suggestions qui pourraient être le point de départ d'une réflexion collective aboutissant, peut-être, à une nouvelle organisation de la médecine du XXI^e^ siècle dans notre pays.

Certes, le constat est parfois très sévère pour tous les responsables de la santé des citoyens, mais cette étude critique — jamais délibérément partisane ou destructrice — devrait permettre une prise de conscience de l'ampleur de la tâche et inciter, malgré les apparences, à une collaboration de tous. Si les responsabilités présumées des échecs ne sont pas également réparties entre les divers groupes ayant eu en charge la médecine française, c'est parce que les pouvoirs respectifs — causes des résultats négatifs — étaient très différents. Toutefois, la passivité des médecins et des malades, qui — par intérêt ou lassitude — n'a pas produit l'opposition salvatrice, n'est pas davantage excusable.

Si l'ampleur de la réforme proposée — qui s'apparente à une révolution culturelle de la médecine — se révélait être contraire aux préoccupations des hommes politiques de cette fin de XX^e^ siècle, il n'en reste pas moins que beaucoup de parties pourraient faire l'objet de débats et produire des prises de positions doctrinales débouchant sur des améliorations. Si ce livre pouvait parvenir à ce résultat, il aurait atteint son but.

Première partie

# Quelques aspects de l'évolution de la médecine depuis 1945

## Causes et conséquences

# Les progrès non maîtrisés

Les études des groupes humains — primitifs ou évolués, actuels ou anciens — montrent que l'homme, blessé ou malade, souffrant ou mourant, fait toujours appel à un guérisseur. Initialement, la médecine se confond avec le surnaturel et avec le guérisseur qui, par ses dons réels ou supposés, ses recettes secrètes ou magiques, transmises en confidence, de génération en génération, ses rites et son savoir-faire pratique — et, surtout, psychologique — a une place particulière dans la tribu, le groupe ou la société. Entouré d'une aura et détenteur d'un pouvoir sur le malade, la vie et la mort, il est recherché et rejeté, admiré et dénigré, aimé ou détesté mais, en définitive, toujours sollicité. Tous ces sentiments à l'égard du guérisseur puis du médecin sont, à quelques nuances près, restés semblables depuis les temps immémoriaux jusqu'aux environs de la fin de la Seconde Guerre mondiale. La pseudo-éducation panmédicaliste des citoyens et les importantes transformations techniques, réduisant l'exercice médical à un banal produit de consommation, ont entraîné une perte progressive de notoriété des médecins. Cette régression a "dérespectabilisé" le médecin qui s'est déresponsabilisé, avec toutes les conséquences qui en découlent pour le malade, la médecine et la société. Mais, paradoxalement, alors que la situation morale, matérielle et hiérarchique du médecin s'effritait, la médecine — apparemment rationalisée et devenue scientifique — subissait une mythification, presqu'une divinisation, au point d'être parée de possibilités presque infinies. Cette croyance en la science divinisée — et, surtout, en ses rites techniques — conforte notre désir d'immortalité corporelle et atténue l'angoisse devant la maladie et la mort, si mal vécues dans les sociétés matérialistes.

Si les attitudes psychologiques de l'homme malade face au guérisseur, puis au médecin et, enfin, à la médecine n'ont, malgré les extraordinaires bouleversements de la médecine, pratiquement pas varié — ou se sont même renforcées —, c'est par manque d'une véritable éducation des individus qui n'a pas accompagné l'évolution médicale. Entre la médecine vue, crue puis voulue par le malade et la réalité technique et économique, un décalage entretenu par le médecin à la recherche de son identité s'est créé. Cela entraîne des incohérences énormes, source possible de conflits majeurs dans les prochaines années. L'évolution spontanée de la médecine, par la sommation des découvertes et leurs applications scientifiques aux divers secteurs de la "santé" ainsi que leur intégration — sans projet de société ni éducation concomitante du consommateur d'une économie de marché — aboutit à une intense insatisfaction et à un gigantesque gaspillage. Toutes les tentatives catégorielles de réduction du gaspillage, justifiées mais sans doctrine générale, ne pourront qu'accroître l'insatisfaction, puis la frustration, avec des conséquences politiques qui les feront différer ou annuler.

Bien que pour chaque individu "sa" vie soit le bien temporel le plus précieux, il n'en prend, toutefois, pleinement conscience qu'à l'occasion d'une altération qualitative, c'est-à-dire quand il perd "sa bonne santé". Quant à la prise de conscience quantitative elle n'apparaît que lorsque la mort semble prévisible ou proche. L'être humain est ainsi fait que la bonne santé et une vie terrestre sans limite lui paraissent normales. La maladie, la souffrance et la mort ne faisant l'objet d'aucune éducation pratique non métaphysique, l'individu des sociétés développées est de plus en plus soustrait à ces réalités journalières. Il n'est donc pas étonnant que, dans les sociétés de consommation, la santé devienne à la fois un bien matériel assujetti à l'économie de marché et un concept soumis à tous les mythes. Cette regrettable déficience du système éducatif durant l'enfance et l'adolescence — périodes où les maladies et la mortalité sont désormais peu fréquentes, donc propices à une éducation sans phobie — entraîne une inculture individuelle et collective qui rend l'opinion publique des sociétés incapable d'aborder humainement, solidairement et économiquement les gigantesques questions que la médecine posera nécessairement au cours des prochaines décennies.

L'évolution de la médecine — qui résulte, notamment, des progrès techniques avec toutes les implications économiques qu'ils sous-tendent — s'accomplit sans réflexion épistémologique, pédagogique, humaine, individuelle ni collective. De ce fait, nous nous acheminons, nécessairement, vers un panmédicalisme — désiré et détesté, mais irréalisable, en pratique, pour des raisons financières —, ce qui risque d'entraîner des conflits sociaux et de générations aux conséquences imprévisibles. Pour conjurer ces difficultés toute société développée devra, sereinement ou dans la tourmente, élaborer SA philosophie de la médecine humaine. Toutefois, ni les citoyens, ni les praticiens de la santé, ni les économistes ne trouveront, seuls, une ou plusieurs solutions que les politiciens devraient introduire dans la loi. Le but de cet ouvrage, n'est pas de proposer un "remède miracle" mais d'attirer l'attention sur l'impossibilité de continuer à prôner le "laisser-faire". L'adaptation d'un système de santé à des objectifs clairement définis nécessite, une fois la décision prise, au moins dix ans pour être efficace, n'attendons donc pas que le temps nous manque.

La médecine devient une préoccupation de tous les pays riches, parce que cette activité humaine s'est considérablement développée en très peu de temps et qu'elle évoluera, probablement, de plus en plus vite encore. Puisque la rupture se situe après la Deuxième Guerre mondiale, nous nous limiterons à l'étude des faits marquants et de leurs conséquences durant la période 1945-1987. Munis de ces "outils", nous pourrons proposer quelques ébauches de solutions qui pourraient servir à un grand débat national, pour une fois démocratique et non limité à quelques groupes de technocrates.

Chapitre 1

# Quelques bouleversements des connaissances et de la formation médicales

En quarante ans la médecine a plus évolué qu'entre l'apparition de l'homme sur la terre et 1945. Les médecins qui ont commencé à exercer en 1950 ont donc dû, sans cesse, s'adapter à des bouleversements intenses. Connaissant l'enjeu individuel de la médecine, on est étonné qu'aucune réflexion générale sur ces changements — et ceux prévisibles au cours des années prochaines — n'ait été entreprise pour définir des cadres éthiques, techniques, économiques et sociaux coordonnés de cette extraordinaire révolution silencieuse dont nos vies dépendent en partie. A partir de l'analyse de l'état de la médecine des années 1945 et de son évolution jusqu'en 1987, nous tenterons de situer les transformations les plus marquantes et d'entrevoir quelques conséquences de ces modifications. Nous évoquerons certains effets des bouleversements des connaissances et de la formation, puis des pratiques qui en découlent, avant d'analyser les conséquences sur la médecine, les médecins et les patients.

## Les changements et leurs répercussions

Jusqu'en 1945, environ, la médecine reposait sur le diagnostic clinique fondé sur la méthode anatomo-clinique. Les examens paracliniques — appelés, à l'époque, "examens complémentaires" — se résumaient à des études bactériologiques et parasitologiques, à quelques analyses sanguines et urinaires et à de rares examens radiologiques. La thérapeutique médicale était pauvre et comportait quelques centaines de produits "chimiques", d'assez nombreux vaccins et sérums et, surtout, d'innombrables — mais pas toujours très efficaces — préparations magistrales donnant aux pharmaciens un rôle important. Toutefois, en 1934, un tournant thérapeutique était pris avec la découverte des sulfamides qui avaient transformé le traitement de certaines maladies infectieuses. Quant à la chirurgie, elle était, proportionnellement, beaucoup plus développée que la médecine et constituait un moyen thérapeutique important. Néanmoins, l'absence d'anesthésie de longue durée limitait les techniques et l'inexistence de la réanimation médicale empêchait son développement.

La médecine avait des bases scientifiques indiscutables, mais limitées et en nombre réduit. Elle se caractérisait par la suprématie du médecin sur la médecine. Le diagnostic dépendait, en effet, presque exclusivement du savoir clinique du praticien et la thérapeutique efficace — voire spectaculaire — était surtout chirurgicale, c'est-à-dire dépendante principalement des qualités opératoires du chirurgien. Les possibilités offertes aux citoyens étaient restreintes et cette carence induisait une assez grande égalité devant la maladie et la mort. La relation humaine dominait et valorisait le médecin. La médecine, même si elle avait un prix, n'était pas encore entrée de plain-pied dans l'économie.

En quelques années, la situation va radicalement changer dans le domaine des possibilités thérapeutiques. En effet, la découverte — puis la production industrielle — de la pénicilline, de la streptomycine et des nombreux autres antibiotiques, la synthèse des hormones — et, notamment, de la cortisone — transforment totalement la thérapeutique médicale. De même, la pharmacie artisanale d'activité individuelle devient industrielle et commerciale. Sans que le médecin en prenne toujours conscience, l'économie envahit progressivement la thérapeutique et la médecine devient un enjeu de l'économie de marché. Pour s'en convaincre, il suffit de comparer les dictionnaires Vidal des spécialités pharmaceutiques de 1950 et de 1987.

Avec un certain retard, les explorations paracliniques se sont ensuite développées, en prenant une accélération vertigineuse ces dix dernières années. L'évolution des demandes d'examens de laboratoires fut, à cet égard, extrêmement démonstrative. Le dosage de très nombreuses molécules biochimiques contenues dans le sang, les urines — et autres produits biologiques — devenant possible, l'essor de la biochimie fut explosif. Parallèlement, les numérations et analyses hématologiques, ainsi que les analyses immunologiques, se diversifièrent énormément. La miniaturisation des dosages, grâce à des appareils extrêmement performants, permit des analyses très nombreuses à partir de petits échantillons de sang (à peine quelques $cm^3$). La facilité, ainsi que la crainte de l'erreur et de ses conséquences pour le malade et le médecin, conduisirent à l'examen paraclinique systématique avec, dans certains cas, une détermination de vingt ou trente paramètres. La demande augmenta, l'automation y répondit. La commodité s'accentua, la demande s'accrut. Insensiblement, sur plusieurs décennies, la quantité a transformé la qualité. L'exercice médical, d'individuel adapté à chacun, est passé au systématique, au statistique, faisant de l'individu un cas parmi d'autres. La consommation a introduit la biologie clinique dans l'économie de marché. Seules l'anatomie pathologique, la bactériologie et la virologie gardent un certain caractère artisanal, mais elles rattrapent leur retard.

Vinrent ensuite les formidables progrès de l'imagerie médicale — c'est-à-dire de l'ensemble des techniques produisant des images (sur film, papier, écran...), des parties, normales ou pathologiques, du corps humain. Historiquement, la première technique fut la radiologie — avec ou sans opacification des organes ou vaisseaux — puis vint le scanner isotopique faisant appel à des substances radioactives introduites dans l'organisme. Depuis dix ans, la thermographie, l'échographie, la tomodensitométrie — avec traitement de l'information grâce à des ordinateurs ou scanners — sont apparues. Plus récemment apparurent les images produites par la résonance magnétique nucléaire (RMN). De nombreuses autres techniques physiques, désormais disponibles, trouveront leur place dans l'exploration médicale. Cette courte liste montre déjà la diversité de l'imagerie médicale, mais laisse aussi entrevoir la complexité de ces appareils et, par là même, explique leur coût très élevé d'acquisition — d'ailleurs toujours majoré par rapport à celui d'un appareil équivalent non médical — et de fonctionnement. La nécessité d'une rentabilisation s'impose donc pour répondre aux exigences financières. De ce fait, et inévitablement, la logique industrielle et marchande s'insère dans l'utilisation, puis l'indication diagnostique et entraîne une extension de la demande qui sature les possibilités initiales et conduit à une augmentation du nombre des installations.

Comme les diverses techniques disponibles ne procurent pas toujours les mêmes informations et que les techniques plus anciennes sont mieux connues des prescripteurs, le phénomène de stratification s'installe et la cascade des examens, dont les résultats se recouvrent en partie ou en totalité, est amorcée. Puisque les prescripteurs d'examens ne sont pas des spécialistes de ces diverses techniques et de leur interprétation, les doubles, triples — voire quadruples — utilisations abusives sont fréquentes, avec toutes les conséquences économiques qui en découlent pour le malade et la société. La tentation de l'examen systématique — pour éviter l'erreur et surtout partager la responsabilité diagnostique ou s'en décharger — s'accroît considérablement, conséquence d'une formation (initiale aussi bien que continue) insuffisante des médecins, que ce soit sur le plan technique, économique ou humain. Ce qui est vrai pour la biologie médicale et l'imagerie le reste, à quelques nuances près, pour tous les autres examens paracliniques (endoscopique, électrocardiographique, électroencéphalographique, hémodynamique...).

Par conséquent, il est urgent d'établir entre les médecins un consensus général d'indication et d'utilisation des examens paracliniques, qui, en plus des besoins cliniques, s'appuie aussi sur des rapports quantité d'informations-coût de l'examen. Cela implique une radicale transformation de la formation des praticiens de santé dans les périodes d'évolution extrêmement rapides de la médecine. Nous reviendrons plus loin sur cette question essentielle qui domine — et dominera — toutes les politiques de santé des pays développés.

Mais, au-delà des multiples questions que pose l'évolution rapide des moyens de diagnostic paracliniques, la multiplication des possibilités thérapeutiques actuelles constitue le deuxième aspect que nous allons rapidement évoquer. Les prothèses (notamment osseuses ou ostéo-articulaires), les instruments implantables dans le corps (stimulateurs cardiaques) ou les machines de substitution extra-corporelles (reins artificiels) créent — et, surtout, créeront dans les années à venir, compte tenu du vieillissement de la population — des situations à gestion économique extrêmement complexe. Certes la vie de tout homme n'a pas de prix et les médecins ont raison de ne pas transiger sur ce principe fondamental. Mais sa préservation a en revanche un coût, dont le “financement” doit être programmé, faute de quoi seuls la fortune personnelle ou les hasards d'une inscription sur une liste d'attente décideront de notre vie. Etant donné que les ressources de la solidarité ne sont pas illimitées, il faut que cette dernière s'exerce dans les domaines où elle est — et restera — indispensable. En thérapeutique, aussi, il faudra établir les règles du possible et du judicieux emploi. Si l'Etat n'attribue pas aux médecins, formés selon de nouveaux critères — que nous proposerons plus loin — le devoir de soigner et de gérer collégialement les dépenses de santé avec la participation de tous les partenaires sociaux, les difficultés s'amplifieront et ils se contenteront, comme c'est le cas actuellement, de soigner sans s'intéresser à l'intendance. Tout le système, déjà déstabilisé, sera compromis. Il est d'ailleurs étonnant que les grands commis de l'Etat n'aient pas encore compris qu'en donnant — par nécessité — aux médecins le pouvoir d'ordonnancer, sans leur confier, simultanément, la gestion collective de leurs actes, ils rendaient la faillite inéluctable. Nous croyons que la hantise — voire la haine — ancestrale du pouvoir médical associée au désir de puissance de l'administration ont jusqu'alors interdit une solution cohérente que, faute d'accord, la nécessité imposera.

Au terme de ce bref rappel de l'évolution de la médecine au cours des quatres dernières décennies, on se doit de reconnaître que toutes les structures en charge directe, ou indirecte, de la santé publique se sont laissé dépasser par les immenses progrès techniques. Aucune conception générale n'a été élaborée pour accompagner cette extraordinaire révolution, bénéfique pour l'homme. Ces transformations s'intègrent très mal sans une formation suffisante des praticiens et des citoyens dans l'économie de marché d'une société de consommation qui n'est pas structurée pour accueillir l'exercice médical à vocation humaine. Ni les instances médicales traditionnelles, réformées au jour le jour, ni l'économie de marché avec ses règles commerciales, ni les technocrates, dont les tentatives sont par nature inhibitrices, n'ont trouvé de solution pour aujourd'hui ou, *a fortiori,* pour les deux ou trois prochaines décennies. Il faut que la médecine des pays économiquement développés devienne un univers doté de règles spécifiques — mais imprégnées à la fois de réalisme économique et de principes de solidarité — et qui doivent rester indépendantes des idéologies et des guerres politiciennes, car les soins dus aux malades ne sont ni de droite ni de gauche.

## Les pratiques et la formation médicales en question

Jusqu'en 1945, le volume des connaissances se situait à un niveau tel que quelques milliers de pages suffisaient pour contenir l'ensemble de la pathologie médicale et chirurgicale ainsi que la thérapeutique. Trente ans plus tard, compte tenu de la diversification des spécialités médicales et chirurgicales, des moyens d'exploration paracliniques, des possibilités thérapeutiques et des gigantesques transformations résultant de la recherche scientifique, le volume a été au moins multiplié par dix. Aujourd'hui, le temps de doublement des connaissances est tombé à quatre ans environ et, simultanément, on observe des transformations radicales de pans entiers de la pathologie. En France, des affections ont totalement disparu (peste, variole...), d'autres sont apparues (sida, intoxications chimiques..), certaines, autrefois assez rares, sont devenues très fréquentes (cancers du poumon, par exemple).

Quant à la thérapeutique, sous l'effet conjugué des découvertes mais aussi des modes et de la pression commerciale, elle se modifie très rapidement. Les médicaments, activement transformés en marchandises, pour des raisons très différentes, par les consommateurs et les fabricants, vieillissent autant — sinon plus — du fait d'une usure psychologique que technique, occasionnée par l'apparition de drogues plus performantes.

Pour l'utilisateur le facteur "nouveauté" apparaît trop souvent comme un gage d'efficacité, un moyen d'éviter l'accoutumance et, donc, d'être mieux traité. Ces attitudes ne reposent que sur des croyances résultant de rapprochements par analogie avec des produits non médicaux promus journellement par une publicité tapageuse, anesthésiant — et, même, inhibant — les raisonnements authentiques. La médecine voulue par le patient trouve son écho chez le médecin, lui aussi partie prenante, par nécessité ou conviction, dans l'échange marchand. Ainsi, le nombre des produits pharmaceutiques s'accroît de façon vertigineuse avec toutes les conséquences économiques et scientifiques qui en découlent. Chaque médecin ne peut, désormais, disposer d'une connaissance scientifique et pratique que sur un centième environ des spécialités pharmaceutiques disponibles. Il se fait une doctrine, soit seul, soit au mieux — ou au pire — avec l'aide des visiteurs médicaux des laboratoires pharmaceutiques et des informations fournies par les fabricants. Cette course à la nouvelle forme, à la nouvelle association, au nouveau dosage, au nouveau produit, est à la fois la meilleure et la plus mauvaise des démarches car elle recouvre des réalités médicales mais aussi — et trop souvent — commerciales. Certes le ministère de la Santé délivre des visas au vu de dossiers scientifiques de qualité. Mais ces autorisations résultent seulement d'études permettant d'apprécier l'efficacité du produit, sa "nouveauté", son absence de nocivité dans les conditions d'indication et d'utilisation thérapeutiques présentées. Ce frein ne peut — et ne doit — pas, dans une société de liberté être plus important, sinon l'arbitraire pourrait s'installer et toute recherche, nécessairement dépendante d'intérêts économiques judicieux ou excessifs — mais, de toute manière, impossible à réglementer — risquerait d'être tarie, entraînant la disparition du progrès médical. La régulation, puisqu'il en faut une, doit être d'une autre nature. Elle doit découler de la connaissance des effets favorables ou néfastes des produits et non de l'intérêt ou de l'interdit administratif. En conséquence, une véritable éducation, du public d'abord et des médecins ensuite, doit être créée, selon des modalités à inventer, sinon une discrimination autoritaire, ou de fait, par la fortune s'opérera, avec toutes les conséquences désastreuses qui en découleront tant d'un point vue psychologique, politique, économique que technique.

Dans le domaine des explorations diagnostiques, de nombreuses explorations paracliniques nouvelles apparaissent tous les ans, sans pour autant que les connaissances fondamentales du médecin prescripteur de ses examens n'atteignent toujours le niveau nécessaire pour leur utilisation judicieuse. L'étude scientifique détaillée n'est pas assez diffusée et les connaissances nécessaires ne sont pas réactualisées de façon systématique. Des études objectives, comparatives, sur les gains réels que procurent les nouvelles méthodes par rapport aux anciennes restent limitées — souvent confidentielles — et ne prennent en compte qu'exceptionnellement les facteurs économiques d'investissement, d'amortissement et de fonctionnement. Lorsque la supériorité de la nouvelle méthode est établie avec certitude, elle ne conduit pas nécessairement au retrait des plus anciennes. Enfin, compte tenu des énormes intérêts économiques mis en jeu, dans certains cas, par la production, le leasing ou l'entretien, beaucoup de considérations non médicales interviennent dans la commercialisation des équipements dits lourds de la médecine, tels ceux de l'imagerie médicale ou les automates d'analyses biologiques.

La multiplication des examens paracliniques, à technologie de plus en plus complexe, conduit nécessairement les médecins prescripteurs à ne s'intéresser qu'aux indications de ces examens et à leurs résultats en clair, sans pouvoir disposer de connaissances plus précises des réalités techniques et théoriques qui les expliquent. Une spécialisation à outrance découle de cette conception avec, comme conséquence, un malade “éclaté en symptômes”, analysé par de nombreux médecins différents. La maladie prend le pas sur le malade, le détecteur sur l'observateur, le technicien sur l'interprète, l'ingénieur de santé sur le médecin, le distributeur sur le prescripteur, l'industrie de santé sur la pratique médicale. Mais, en plus, comme une synthèse même partielle sera toujours nécessaire avant qu'une authentique décision thérapeutique puisse être arrêtée, un groupe médical, voire une commission de médecins, devra-t-elle se substituer au couple médecin-malade ? Ce qui se traduirait, inévitablement, par une déshumanisation des relations individuelles et une fuite devant les responsabilités individuelles, transférées au groupe. A terme, l'incompréhension culturelle à l'intérieur des groupes médicaux risque même d'apparaître.

Si nous n'y prenons pas garde, l'heure de l'officier de santé réapparaîtra et entraînera de multiples consultations de spécialistes prescrivant de plus en plus d'examens paracliniques et des thérapeutiques de plus en plus parcellaires. Une étape de plus, et les chaînes de “réparation médicale”, gérées par ordinateur, apparaîtront.

L'autre voie est celle de la médecine de la personne. Elle est confiée à l'omnipraticien et doit être pratiquée par lui dans les cas fréquents et par les spécialistes de médecine interne dans les cas plus complexes. Ces généralistes sont, en fait, les rassembleurs des indices découverts par les examens paracliniques et les consultations de spécialistes. Cette médecine implique une conception diamétralement opposée à celle prônée actuellement. La spécialisation à outrance et l'éclatement de la médecine en sous-disciplines ne pourront conjurer les bouleversements des connaissances et leur accumulation vertigineuse. Pour que des médecins “synthétiseurs” réapparaissent, il faut non seulement que nos facultés de médecine repensent totalement la formation des omnipraticiens et des médecins de médecine interne mais aussi, et surtout, que la population sente l'extrême besoin de leur existence. L'Etat, de son côté, doit revaloriser leur situation financière et morale.

Comme une caractéristique essentielle de l'évolution actuelle des connaissances réside dans la décroissance constante du rapport des connaissances individuelles aux connaissances globales de l'humanité, et que la médecine n'échappe pas à cette règle générale, il faut compenser cette tendance qui conduirait à la médecine "à la chaîne", par une formation spécifique et adaptée à la médecine générale et à la médecine interne. Certes, le bouleversement du savoir s'explique d'abord par l'accroissement des connaissances, mais il résulte aussi d'une absence d'adaptation à ce nouveau contexte des modes de transmission et d'utilisation des connaissances, en particulier de la non prise en compte de l'existence des moyens informatiques. Après l'élimination des notions périmées qui encombrent encore — non sans conséquences économiques — certaines pratiques médicales, des synthèses périodiques pour chaque spécialité devraient être réalisées à l'usage des omnipraticiens et des spécialistes. Ces synthèses d'actualisation porteraient sur la détection des symptômes et leur groupement en syndromes, c'est-à-dire en grands ensembles de signes cliniques et paracliniques. Elles n'indiqueraient pas nécessairement les détails de la découverte d'étiologies rares, confiés aux spécialistes de l'appareil ou organe malade ou traités à l'aide d'ordinateurs personnels mettant en œuvre des banques de données et des systèmes experts. Ces synthèses d'actualisation devraient également exposer les possibilités thérapeutiques nouvelles et leurs indications, tandis que leur prescription initiale très précise pourrait continuer à relever des spécialistes. Ainsi les véritables fonctions des omnipraticiens et celles des spécialistes stricts qui n'auraient jamais dû être perdues, pourraient être retrouvées avec toutes leurs vertus que nous évoquerons plus loin. Opérer un tel "contre-bouleversement" supposerait des transformations radicales d'une part des mentalités des patients et des médecins et d'autre part, et surtout, des formations médicales universitaires, débouchant simultanément sur une nouvelle hiérarchie médicale, morale et financière.

L'une des difficultés essentielles de la médecine réside dans l'inadaptation de la formation initiale et continue, qui ne permet pas une actualisation périodique et synthétique des connaissances. Depuis 25 ans environ, il n'y a pas eu de rentrée scolaire sans réforme partielle ou profonde de l'enseignement et de l'organisation universitaire et hospitalière. Les recettes, imitations ou engouements technocratiques sans réflexion générale ont fait long feu. Malgré un contenu différent des années 1950, et une évolution extrêmement rapide du savoir, l'enseignement médical reste, dans ses finalités, le même qu'à cette période. Pire, les expériences entreprises pour en modifier les modalités correspondent souvent à celles qui ont échoué et furent abandonnées dans d'autres pays et notamment aux Etats-Unis.

Face au flot des connaissances nouvelles, la réponse fut la spécialisation à outrance de la pratique médicale, notamment dans les centres hospitalo-universitaires. Il en résulta un découpage en puzzle symétrique de l'enseignement. Le cursus des études médicales, dont la finalité était par nature la médecine générale, fut donc confié à un corps enseignant de spécialistes dépourvus de pratique générale mais fort savants dans leur discipline respective. Le seul généraliste devenait l'étudiant à qui était implicitement confiée la tâche de faire la synthèse de tous les enseignements éclatés, parcellaires, extrêmement spécialisés, voire sans application pour un praticien autre que très spécialisé.

Après 1968, l'enseignement de la pathologie fut découpé en certificats coordonnés, ou "unités de valeur", réparties sur les trois années du second cycle des études médicales. L'enseignement en tranches de spécialités devint la pédagogie d'avenir. Chaque certificat fut ensuite transformé en un petit enseignement de spécialité, incluant même les affections rares et utilisant tous les moyens modernes d'un CHU pour en faire le diagnostic puis entreprendre sa thérapeutique. Cette parcellisation de l'enseignement en certificats totalement indépendants les uns des autres, tant pour les enseignements que pour les examens, provoqua l'apparition d'une modalité de travail tout à fait particulière chez les étudiants, à savoir la "vidange mémorielle périodique". Ainsi, pendant deux ou trois mois, l'étudiant apprend puis révise huit ou dix jours avant l'examen les enseignements du certificat. Dès qu'il est reçu, il passe au certificat suivant en vidant sa mémoire afin de pouvoir en disposer pour le suivant.

L'indépendance des certificats, sans recouvrement ni réactualisation par une autre approche des questions essentielles, et le souci de l'étudiant d'être d'abord reçu à l'examen — et seulement, ensuite, d'acquérir une culture — a conduit à un énorme gaspillage de réels efforts intellectuels. D'autres méthodes pédagogiques, avec un travail identique des étudiants, leur auraient procuré un niveau de culture incomparablement plus élevé. D'ailleurs, la constatation de la médiocrité de ce mode d'enseignement a entraîné une nouvelle réforme partielle des études médicales. Malheureusement, la politique de l'ajout a une nouvelle fois été utilisée sans réflexion globale préalable. Désormais, en quatrième année du deuxième cycle — c'est-à-dire après six ans d'études — un certificat de synthèse clinique et thérapeutique, rassemblé en trois ou quatre mois, a été ajouté à l'enseignement, ainsi qu'une année supplémentaire aux études médicales permettant de créer la démagogique "formation des médecins de médecine générale", comme si l'objectif des études médicales n'était pas d'abord la formation du généraliste et ensuite — et seulement — celle des spécialistes.

Une brève incursion dans le monde des examens s'impose car elle permettra de montrer comment un mode de contrôle des connaissances peut pervertir un enseignement et compromettre une formation déjà très ébranlée par l'absence de réflexion générale. Après mai 1968, la course à l'égalité des chances, associée au rejet du mandarinat et des passe-droits, a conduit à exiger l'anonymat pour toutes les épreuves. Puisque seules les épreuves écrites pouvaient répondre à ces exigences, les oraux furent supprimés — d'autant plus que les professeurs y voyaient une très grande perte de temps, compte tenu de l'énorme accroissement du nombre des étudiants.

Ainsi, les futurs praticiens d'un métier essentiellement tourné vers les relations humaines, impliquant un contact chaleureux, un savoir-faire et un savoir-être, sont — depuis vingt ans — jugés uniquement sur leur capacité à apprendre "par cœur" et leurs connaissances théoriques sans que la façon de les utiliser soit valorisée par un mode d'évaluation qui obligerait les candidats à s'y intéresser. Pourquoi donc, dans ces conditions, inclure dans la formation du médecin une éducation du savoir-faire et du savoir-être puisque le savoir nu suffit ? Mais là ne s'arrêtèrent pas les réformes déstructurantes. Poussant le raisonnement à son terme, les technocrates, conseillés par les théoriciens de la pédagogie nouvelle et de la docimologie, firent passer ce qu'ils considéraient comme la justice des examens avant la formation à une profession qui doit des comptes aux malades qui se confient à elle. Quelques professeurs de médecine, par conviction sentimentale pour certains ou par incompétence pour d'autres, n'ont eu de cesse que lorsque l'administration eut enfin détruit les examens et les concours qu'ils avaient connus ou subis.

La docimologie — science de l'évaluation individuelle du savoir transmis par la pédagogie — avait pour ambition de promouvoir l'objectivité scientifique, c'est-à-dire l'élimination des facteurs aléatoires, subjectifs, parasites, en un mot l'interprétation humaine et la dérive que toute correction de nombreuses copies introduit nécessairement. La correction sans correcteurs humains s'imposait, d'autant que le mythe de l'informatique apte à tout pouvait procurer l'outil. L'examen n'était plus le simple contrôle incitant à apprendre et à comprendre des enseignements débouchant sur une formation. Il devenait une fin en soi. Comme l'informatique ne pouvait réaliser que ce qui était programmé et qu'un grand projet supposant la réalisation d'un programme original était hors de portée, l'examen devint ce que l'ordinateur pouvait faire en routine. L'outil prit la place de l'idée. L'ère des questions à choix multiple — QCM, c'est-à-dire, des questions en face desquelles des réponses sont proposées selon des modalités plus ou moins complexes afin de pouvoir parfois juger de quelques aptitudes en plus du simple savoir mémoriel — était née.

L'étudiant fut donc transformé en pointeur, plus ou moins averti, car la plus grande confusion s'installa. Certains professeurs continuaient à poser des questions traditionnelles, qualifiées avec mépris de "questions rédactionnelles", d'autres vérifiaient les connaissances par des QCM, d'autres enfin faisaient un mélange de questions rédactionnelles et de questions à choix multiple.

Aucun enseignement de la docimologie nouvelle ne fut prodigué aux enseignants en fonction, ni à ceux qui se destinent à devenir professeur. Cette méthode d'examen, totalement objective, impartiale, répétitive, anonyme, extrêmement rapide, sans erreur de correction possible, avec transmission immédiate des notes, fit croire à l'avènement du paradis des étudiants et des professeurs. Les professeurs se virent déchargés de la fastidieuse tâche de corriger dans des délais brefs 800 à 1 000 copies. Les étudiants crurent bénéficier de la justice informatique. Seuls le savoir et le résultat final du raisonnement (sauf pour certains QCM élaborés) intervenaient. La démarche générale de la pensée, la logique de l'argumentation, les enchaînements du raisonnement, les doutes — voire les fausses bonnes réponses résultant d'erreurs en cascade — échappaient à l'appréciation. L'étudiant transformé en une disquette d'ordinateur, devenait un sujet à tester. Sa personnalité, sa sensibilité, ses difficultés, ses incertitudes n'avaient plus droit d'existence à l'université.

Après sept ou huit ans de ce régime — aggravé par un concours à la fin de la première année pour l'entrée en seconde année et un de sortie pour ceux qui désirent devenir interne de spécialité — qui oserait exiger de ces jeunes médecins tenus à l'écart de la relation humaine qu'ils fassent preuve de sympathie professionnelle, de savoir-être et de savoir-faire, bref qu'ils soient des praticiens d'une médecine humaine ? Comment s'étonner que les étudiants soucieux de leur avenir aient considéré que leur premier objectif était le succès aux examens et que leur culture médicale émergerait d'elle-même par la suite ? Comment les inciter à se préparer à un véritable exercice médical, quand les seules "réformes de fond" qu'ils subissent ne portent que sur les modalités des examens et concours et que l'essentiel, non seulement ne s'améliore pas, mais régresse ? Ils firent — et font toujours — logiquement porter, eux aussi, leurs efforts sur les examens, et le QCM devint — et demeure malheureusement — une fin en soi.

Jusqu'en 1984, la formation des spécialistes était ouverte à tous les docteurs en médecine et aux étudiants ayant achevé leur septième année d'études. Pour éviter le nombre, manifestement trop important, des spécialistes par rapport aux généralistes, tout en cachant le caractère coercitif de la mesure de *numerus clausus*, il fut décidé que les spécialistes seraient exclusivement formés par l'internat des centres hospitaliers et universitaires. Les modalités pratiques de mise en œuvre de cette décision entraînèrent la plus absurde des réformes infligées à la médecine. Fondée sur trois erreurs grossières, cette réforme, technocratique par excellence, soutenue par quelques professeurs de médecine, est, pour la pratique médicale en général, la Sécurité sociale et, surtout, les malades, la mesure la plus néfaste et négative depuis 1945.

Cette énième réforme des études médicales prétendait revaloriser la médecine générale et lui redonner la première place en pratique privée. On créa donc une formation spéciale du généraliste, en allongeant d'un an la durée des études et en ajoutant un certificat de synthèse thérapeutique et clinique au *cursus*. Après avoir supprimé le stage interné de septième année, on créa l'internat de médecine générale. Toutefois, dans le même décret, le nouveau régime du troisième cycle des études médicales prévoyait que l'internat de médecine générale serait de deux ans, alors que l'internat des spécialités (pour les seuls reçus au concours) serait de quatre ou cinq ans. Enfin, seuls les recalés du concours de l'internat de spécialité ou ceux ne s'étant même pas présentés, donc réputés recalés, pourraient "choisir" de devenir médecin de médecine générale : vaste programme de revalorisation de la médecine générale !

L'absence d'étude globale des conséquences du regroupement de plusieurs centres hospitaliers universitaires (CHU) en un vaste ensemble régional et de toutes les spécialités en trois filières (spécialité médicale, spécialité chirurgicale, psychiatrie), a conduit à des situations kafkaïennes. Après sept ans d'études, des candidats reçus à un concours très difficile, mais aux modalités absurdes, se trouvent assez souvent dans l'obligation d'opter soit pour l'exercice d'une spécialité qu'ils n'ont pas choisie, soit pour la perte du bénéfice de leur succès. La crainte de redevenir un exclu de ce concours et d'être obligé d'exercer la médecine générale fait accepter à ces candidats une spécialité subie plutôt que la médecine générale "choisie". Cette constatation en dit long sur la promotion de la médecine générale et les motivations d'exercice d'une spécialité.

Enfin, le concours organisé selon la méthode des QCM et de ses variantes, sans épreuve orale ni pratique, révèle, à l'évidence, le peu de souci de formation inclus dans cette réforme. Quant aux modalités pratiques de ce concours, un ouvrage entier ne suffirait pas à recenser les inepties qu'elles comportent et les effets pervers qu'elles entraînent.

Que les étudiants et les enseignants aient cru en ces transformations absurdes qui, depuis vingt ans, portent sur l'accessoire sans jamais envisager l'essentiel peut s'expliquer par un manque d'informations et, peut-être aussi, par un penchant pour la facilité. Que les administrations de l'Education nationale et de la Santé aient encouragé, puis imposé, des réformes aussi contraires à l'intérêt des citoyens a de quoi étonner. Cependant cette situation aberrante s'explique aisément par l'analyse des excès du pouvoir technocratique, lequel est détenu par des administratifs mais aussi par des médecins n'ayant plus aucune pratique de la médecine.

Les technocrates ne vivent que de l'ardente obligation qu'ils se donnent de lutter contre l'entropie de la société, en la réorganisant sans cesse et en voulant l'adapter aux changements de toute nature. Comme les changements des connaissances et des techniques sont extrêmement rapides et que les conséquences le sont tout autant, la réorganisation est une nécessité absolue mais ne justifie toutefois pas la "réformite" sans conception générale. De plus, pour les technocrates — ces croyants intolérants, prêtres modernes de l'organisation — tout pouvoir autre que le leur est intolérable. Le tout-Etat, qu'ils représentent et constituent, ne peut admettre un Etat dans l'Etat. Or, la médecine, cette institution de nécessité, acquiert une importance sans cesse plus grande pour chaque individu et a des conséquences économiques conférant un pouvoir que tout technocrate et son administration, ou ministère support, ne peut que vouloir réduire à son profit.

Comme les technocrates ne peuvent obtenir le pouvoir en passant par la connaissance spécifique qui ferait d'eux des médecins praticiens, c'est-à-dire des administrés et non des administrateurs, il leur faut, pour l'obtenir, passer par d'autres voies. L'élaboration des règlements de la profession et le contrôle économique paraissaient des atouts majeurs, d'autant que les médecins n'ont eu — et n'ont encore —, très fréquemment, que mépris pour l'intendance, même s'ils gèrent souvent fort bien la leur. L'importance croissante de l'économie en médecine du fait de l'augmentation des dépenses — dont, par nécessité, les médecins sont les ordonnateurs — procure aux technocrates tous les inconvénients sans authentique maîtrise de la situation. Ils se sont donc acharnés sur le seul domaine restant disponible, à savoir la main-mise réglementaire qui, par incompétence technique, se retourne désormais contre eux. La colonisation administrative de la médecine ne peut être une solution, puisque les deux parties sont contraintes à vivre l'une avec l'autre et, même, l'une par l'autre.

Les fulgurants progrès de la médecine, qui bouleversent les habitudes et modes de pensée et transformeront bientôt notre philosophie de la vie par les choix individuels et collectifs qu'elle nous obligera à faire, constituent un défi, un enjeu économique et politique majeur. Jusqu'alors, seul l'accroissement des connaissances et, par voie de conséquence, les possibilités techniques nouvelles étaient réputés responsables de la frustration des utilisateurs, résultant paradoxalement de l'impossibilité économique d'en bénéficier de manière systématique. La réalité est tout autre. Les bouleversements, apparemment liés au seul accroissement des connaissances et possibilités, résultent, comme nous avons essayé de le montrer, de l'incurie de leur gestion et non de leur quantité. Les producteurs et les utilisateurs des connaissances et pratiques médicales ne peuvent plus se désintéresser de leur intégration dans la vie de la société, c'est-à-dire de leur implication économique et sociale. Le débat de société entre les divers modes d'exercices ne peut être confié aux seuls gestionnaires, fussent-ils élus. Les citoyens doivent se déterminer et donner à leurs représentants politiques et syndicaux des mandats précis, voire impératifs, que l'administration se contentera de mettre en forme et d'appliquer sans en profiter pour acquérir une puissance injustifiable et injustifiée. Une réflexion — la plus ouverte possible — pourrait aboutir à un judicieux débat politique, s'achevant par une élection importante ou un référendum qui obligerait les citoyens à prendre enfin leurs responsabilités dans un domaine essentiel à leur propre existence.

Chapitre 2

# Les principaux bouleversements des exercices médicaux

## Les bouleversements des pratiques médicales

Jusqu'en 1950, environ, la médecine était essentiellement exercée au sein d'un très vaste secteur privé et, surtout, par des médecins, qui n'étaient pas encore qualifiés de médecins de médecine générale, d'omnipraticiens ou de généralistes. Les spécialistes étaient très peu nombreux et relevaient souvent de disciplines très spécifiques (ophtalmologie, ORL, dermatologie, maladies nerveuses...). En revanche, l'ancien grand consultant — c'est-à-dire le médecin de médecine interne désormais rare — était assez souvent sollicité par les médecins pour les cas complexes. L'hospitalisation était surtout demandée pour les affections chirurgicales et les affections médicales très complexes. Les hôpitaux, par opposition aux cliniques, qui étaient toutes privées, continuaient à effrayer et n'étaient que très peu fréquentés par les malades "aisés". Les bilans diagnostiques et, *a fortiori*, thérapeutiques n'existaient pas; l'hospitalisation publique ou privée n'était préconisée que pour les maladies déclarées. Les accouchements étaient souvent pratiqués à domicile par le médecin ou la sage-femme, surtout à la campagne, et les longues maladies s'achevaient très fréquemment dans la famille. Le médecin était le médecin de famille, choisi pour longtemps, ou toujours, thérapeute mais aussi conseiller, confident et recours, écouté et respecté, consulté et non appelé comme un prestataire de service.

La pratique médicale était un "art scientifique" dont la qualité dépendait de l'homme et non de ses outils, d'ailleurs peu nombreux ou rudimentaires. La connaissance du malade et de son milieu avait une place importante dans le diagnostic, par ailleurs très bien fondé sur une clinique de qualité et un contact humain inspirant confiance, apaisant, aidant à supporter la maladie, atténuant l'anxiété, évitant souvent le désespoir, à défaut de toujours guérir. La médecine était une nécessité, parfois un besoin, quelquefois malheureusement un luxe, jamais une prestation de service; le médicament un traitement, pas une marchandise consommable.

Il n'est certes pas question de prôner un retour en arrière ni de magnifier le passé, nécessairement auréolé par l'oubli des insuffisances et erreurs, mais pas davantage de négliger ni de combattre les aspects très positifs abandonnés au nom de la modernité et de la médecine scientifique, dont nous préciserons plus loin les limites.

De nombreux facteurs, notamment scientifiques, économiques, démographiques, sociaux et, même, politiques ont profondément transformé l'exercice médical et la demande du patient. Nous ne reviendrons pas sur les facteurs scientifiques, c'est-à-dire les bouleversements des connaissances, mais nous rappelerons toutefois que, en moins de quatre décennies, cette révolution permanente a mis à la disposition des médecins et de la population des moyens gigantesques. L'inimaginable, l'utopique d'hier sont devenus la réalité d'aujourd'hui. Le possible créant l'intérêt puis le besoin, l'élévation du niveau de vie créant le marché, la croissance augmentant le pouvoir d'achat, la pratique médicale, non protégée par une autorégulation sociale structurée, intégra l'économie de marché en gardant toutefois — pour le moment encore — l'essentiel de son éthique.

## La spécialisation, fausse panacée

Pour des raisons individuelles et économiques, et du fait de la spécialisation outrancière — réponse malheureuse, car exclusive, à l'accroissement des connaissances — l'exercice médical s'est fragmenté et a segmenté le malade en organes, appareils et systèmes. La spécialisation est, pour le médecin submergé par l'évolution galopante de la médecine et soucieux d'assurer les meilleurs soins à ses malades, un moyen d'assumer pleinement ses responsabilités, grâce à d'importantes diminutions de son champ d'exercice. Deux autres raisons déterminantes incitent souvent les étudiants, avant même toute activité professionnelle, à entreprendre une spécialisation : la plus grande facilité matérielle d'exercice d'une spécialité par rapport à la médecine générale et, à horaire de travail égal, une rémunération bien supérieure. Tant que les écarts de rémunération entre ces deux activités médicales reposeront sur la durée des études respectives — et, cela, sans tenir compte d'autres facteurs beaucoup plus importants —, la médecine générale sera le parent pauvre de la médecine et aucune solution d'ensemble ne pourra être envisagée. Mais, toucher au dogme du couple “niveau de rémunération - durée des études” serait une révolution, qu'il faudra pourtant entreprendre aussi dans d'autres domaines d'activités.

Beaucoup de spécialistes utilisent des appareils aidant au diagnostic et dont l'utilisation ouvre droit à des rémunérations supplémentaires, alors que la consultation de médecine générale ne dispose pas, ou très peu, de telles possibilités. Si l'utilisation, pour les diagnostics et les traitements, d'instruments ou appareils souvent de prix trop élevés, doit ouvrir droit à une rémunération permettant de couvrir leur amortissement et leurs frais de fonctionnement, il ne sera probablement plus possible qu'ils procurent une rémunération supplémentaire autre que pour l'acte technique. Une tarification tout à fait différente des actes médicaux est donc à envisager, sinon les détracteurs de l'exercice médical repartiront en guerre — et peut-être pas toujours à tort — contre les “machines à sous”.

Le médecin généraliste avait, comme nous l'avons vu, une place essentielle dans le dispositif de santé des pays développés. Les gouvernements successifs ont clamé le rôle essentiel de l'omnipraticien et ont, simultanément, tout fait pour que sa fonction s'amenuise sans cesse dans les faits et l'esprit des malades, et qu'il régresse dans la hiérarchie sociale. L'abaissement de la médecine générale par un recrutement inique, une dévalorisation psychologique, une formation inadaptée, l'assignation à ces médecins d'une tâche de trieurs pour les spécialistes, une rémunération inférieure à celle de certains artisans, conduira inexorablement à l'apparition d'officiers de santé, intermédiaires entre les professions paramédicales et les spécialistes.

Les patients ont leur gynécologue, leur cardiologue, leur neurologue, leur gastro-entérologue, leur dermatologue, leur ophtalmologiste, leur rhumatologue, leur psychiatre... et leur médecin de médecine générale qu'ils consultent pour les petites maladies, les renouvellements d'ordonnance, les arrêts de travail, les certificats médicaux, les vaccinations et en cas d'urgence s'il n'existe pas de Samu dans l'agglomération. Pourquoi consulter son généraliste lorsque l'on est pris de palpitations, puisque, de toute façon, on sollicitera — quel que soit son diagnostic — l'avis d'un cardiologue qui, s'il ne trouve pas après un long bilan cardiologique, adressera le patient à un endocrinologue, à un gastro-entérologue et, en désespoir de cause, à un psychiatre, chacun renvoyant éventuellement au généraliste, qui en définitive, finira peut être par soigner le patient ?

Etant donné que le généraliste n'a plus de domaine propre et que les spécialistes ont directement leur clientèle, ces derniers font "circuler" le patient de spécialiste en spécialiste pour "faire le tour du malade". Où le médecin de médecine générale pourrait-il alors trouver une place ? D'ailleurs les patients ne s'y trompent pas, et c'est pourquoi une première dévalorisation de la médecine générale a entraîné des dévalorisations en cascade et une appropriation par chaque spécialité de l'essentiel du rôle de généraliste pour chaque pathologie d'organe ou d'appareil.

Bien avant 1945, certaines parties de la pathologie avaient été isolées de la médecine générale pour constituer des domaines à part, relevant d'un exercice particulier.

Cette séparation reposait soit sur une activité thérapeutique de fait, non praticable par le médecin généraliste (chirurgie), soit sur une fonction, ou organe, dont la pathologie était sans répercussion sur le reste de l'organisme ou constituait un signe d'une maladie générale qui avait la primauté et faisait revenir le malade vers la médecine générale (ophtalmologie, ORL, dermatologie). Des exemples peuvent nous éclairer. En ophtalmologie, les troubles de la vision par anomalie optique (amétropie), les strabismes non paralytiques, les corps étrangers intra-oculaires, les cataractes séniles... relèvent de la seule spécialité. Quant aux troubles oculaires du diabète, de l'hypertension artérielle, ils sont des signes, certes importants, mais qui s'intègrent dans une pathologie générale ne relevant plus de la spécialité, même s'ils participent de façon importante au diagnostic et au traitement. En dermatologie, toute la pathologie exclusivement cutanée, qui est très vaste et nécessite des connaissances spécifiques (eczéma, nævus, psoriasis...), est du domaine de la spécialité. Mais certaines affections retournent à la pathologie générale même si elles ont des signes cutanés (lésions cutanées des leucémies, du sida, de la lèpre...) alors que d'autres, bien que cutanées, ne relèvent même pas de la dermatologie (rougeole, varicelle...).

Au moment de leur création et jusqu'à aujourd'hui, ces spécialités ont trouvé leur place par rapport à la médecine générale. Elles n'ont pas revendiqué de transfert de compétence, source de tous les conflits, latents ou patents et, de toute façon, cause de l'amenuisement de la médecine générale. En effet, l'une des difficultés majeures de la médecine générale réside dans la perte de domaines de plus en plus vastes de la pathologie relevant manifestement de sa compétence et mettant en cause son existence même. Désormais, chaque appareil, système, organe ou fonction fait l'objet d'une pratique particulière, c'est-à-dire qu'il appartient, de fait, à une spécialité (gynécologie, gastro-entérologie, neurologie, rhumatologie, psychiatrie...).

Quelles sont les lignes de partage théoriques et pratiques avec la médecine générale et quelle fut et sera probablement l'évolution ? Initialement, pour éviter les conflits de compétence, une règle simple existait : le domaine de toutes ces spécialités, c'est-à-dire de leur somme, correspondait à la médecine générale. Le spécialiste était consulté par le malade, à la demande expresse et exclusive du généraliste, pour approfondir un aspect particulier nécessitant une connaissance ou une technique particulière. Le spécialiste était le consultant du médecin et non celui du malade. Trois causes principales sont à l'origine des changements ayant conduit à la situation actuelle : l'évolution des mentalités des malades et de leurs familles, la multiplication des spécialités et des spécialistes, la mauvaise formation des généralistes.

Croyant que le spécialiste saura, et fera, mieux que le généraliste, puisque son domaine est plus étroit et sa formation plus longue pourquoi le patient passerait-il par un généraliste alors qu'il sent, ou sait, de quoi il souffre ? Le malade a donc recours immédiatement au spécialiste concerné. L'information du malade n'étant pas faite par une éducation judicieuse, cette attitude lui paraît d'autant plus logique que dans tous les autres domaines de la vie journalière elle s'applique désormais.

Pour certaines spécialités (gynécologie, gastro-entérologie), d'autres motivations peuvent intervenir. Nous les évoquerons plus loin. Mais le facteur le plus important réside dans la multiplication des spécialités et des spécialistes pour les raisons que nous avons évoquées plus haut. Une fois ce corps constitué, il est normal qu'il essaie de se développer ou, au pire, de se maintenir, c'est-à-dire d'avoir des clients. Pour ce faire il faut accroître le domaine d'activité et le nombre des patients qui proviennent de la médecine générale, et augmenter la consommation médicale. Prenons quelques exemples pour expliquer le rôle des principaux transferts d'activité de la médecine générale vers les spécialités. La contraception et la transformation de la vie sexuelle, ainsi que le dépistage des cancers utérins et du sein, ont, très logiquement, conduit les femmes à solliciter une médecine d'examens systématiques, c'est-à-dire une médecine préventive de fait. De surcroît, malgré la libération des mœurs, les femmes préfèrent toujours une gynécologue à un gynécologue, d'où un attrait certain des femmes médecins pour la gynécologie entraînant un abandon des généralistes qui sont encore en majorité des hommes. La plus grande partie de la gynécologie médicale (surveillance de la contraception orale, frottis de dépistage, examens cliniques de dépistage...), qui relève indiscutablement de la médecine générale et ne nécessite ni compétence ni instrumentation particulières, est transférée abusivement à la gynécologie pour des raisons psychologiques et de promotion de la spécialité.

Cela entraîne un appauvrissement de la médecine générale et un coût plus élevé pour la Sécurité sociale. La disparition du rôle de médecin de famille dans le domaine de la médecine préventive risque un jour, pour des raisons économiques évidentes, de faire perdre aussi le sien à la spécialité et, par un excès contraire, de confier certaines activités préventives à des sages-femmes.

Beaucoup de transferts d'activité de la médecine générale vers les spécialités sont liés à une instrumentation spécifique et à l'interprétation des résultats qu'elle permet d'acquérir. Prenons, parmi beaucoup d'autres, quelques exemples significatifs.

Dès son introduction en clinique, l'électrocardiographie releva de la cardiologie, non à cause de sa technique, qui est simple, mais pour l'interprétation des tracés. Par la suite, les omnipraticiens s'y intéressèrent et désormais réalisent des tracés qu'ils classent aisément en tracés normaux, en tracés pathologiques d'interprétation simple et en tracés pathologiques d'interprétation complexe, ces derniers restant seuls du ressort de la spécialité. Comme, actuellement, il existe des programmes informatiques qui réalisent une lecture automatique de nombreux types de tracés, le généraliste aurait dû retrouver une place importante dans le cadre des maladies cardio-vasculaires. De même, les bilans systématiques préopératoires, les bilans d'aptitude à certaines activités, la surveillance des coronariens connus et traités par un cardiologue, le suivi des hypertendus et le très vaste groupe des affections cardiaques fonctionnelles, induit en grande partie par le mode de vie des patients, relèvent de toute évidence des omnipraticiens. Cependant, ils constituent l'essentiel de la clientèle des cardiologues. Sans ces malades, le nombre de cardiologues devrait être réduit de façon extrêmement importante. Est-ce, pour autant, une raison nécessaire et suffisante pour pénaliser les généralistes et la Sécurité sociale ?

L'endoscopie digestive, dont l'expansion fut extrêmement grande, mérite, elle aussi, une analyse rapide. Jusqu'en 1970, environ, les affections gastriques et coliques étaient essentiellement, ou exclusivement, explorées par la radiologie. Les radiologues réalisaient l'examen demandé — le plus souvent sinon toujours — par un généraliste et lui adressaient les radiographies avec une interprétation détaillée. La gastro-entérologie était une spécialité peu développée et avait des rapports parfaitement clairs avec les généralistes. Ses spécialistes étaient consultés pour les cas complexes ou rares. L'endoscopie se développa au point de devenir, fort logiquement d'ailleurs, la technique d'exploration par excellence. Mais sa mise en œuvre technique implique des connaissances et une pratique précises et l'interprétation un savoir particulier et spécifique. A l'inverse de ce qui se passe chez les radiologues, les gastro-entérologues ne sont pas des endoscopistes qui fournissent à un généraliste les résultats d'une exploration mais des spécialistes de l'appareil digestif. Ils assurent donc la consultation, l'endoscopie et le traitement, voire — et cela de plus en plus souvent — certains traitements relevant autrefois de la chirurgie (hémorroïdes, polypes...). Il apparaît donc un recouvrement d'activité extrêmement vaste entre généraliste et gastro-entérologue qui devra nécessairement être limité. Cette limitation s'impose d'autant plus que l'endoscopie actuelle cédera un jour prochain la place à d'autres techniques d'imagerie qui priveront le gastro-entérologue lui-même de sa conquête. Dès maintenant, et pour l'avenir, il n'est plus pensable que le gastro-entérologue soit le prescripteur et le réalisateur de l'endoscopie car aucune boucle de rétro-contrôle n'existe. Le prescripteur ne peut être que le généraliste qui retrouvera et suivra son malade après l'endoscopie et aura la responsabilité de la faire renouveler, si la clinique et d'autres examens l'imposent.

Ces exemples montrent à l'évidence que l'anarchie la plus complète existe actuellement et que l'absence de règles édictées par la profession elle-même pourrait conduire à des décisions autoritaires, néfastes pour le malade et la médecine dans son ensemble parce qu'elles ne prendraient en compte que l'aspect financier et technocratique. Evitons donc au malade, par une réflexion précise et des décisions médicales courageuses, de subir une réglementation aveugle.

Tous ces transferts d'activité de la médecine générale vers les spécialités ont réduit de façon considérable le rôle du généraliste au sein de la médecine. Les omnipraticiens, installés avant l'expansion des spécialités, ont un savoir, un vécu et une clientèle qui leur permettent d'être des interlocuteurs écoutés des spécialistes et des malades, même si, régulièrement, leur domaine d'activité et d'audience s'amenuise de façon importante. Les plus jeunes n'ont pas connu la médecine générale d'hier; ils ont, de plus, subi un enseignement qui ne les prépare pas à lutter pour maintenir — à défaut de promouvoir — la médecine générale. En effet, ils ont connu un enseignement décomposé en certificats — évoqué plus haut — et n'ont été formés que par une cohorte de spécialistes. Ils ont donc, par facilité, crainte des responsabilités, pression des malades et des spécialistes eux-mêmes, abandonné des pans entiers de la médecine aux spécialités. La boucle est bouclée. Au prochain tour l'abaissement confinera à l'anéantissement ! La formation non adaptée justifiera enfin le recours massif aux spécialités et la transformation du généraliste en officier de santé.

Quant aux malades, leur trop grande — et à la fois rudimentaire — connaissance de la médecine, vulgarisée par les journaux, les magazines et la télévision, ainsi que l'absence de formation authentique aux questions de santé, les conduisent à une faim de médecine qui, en elle-même, devient pathologique. La faute en revient aux médecins, et d'abord aux universitaires, qui ont négligé cette formation par médias interposés. Lorsqu'il est pratiqué, le recours aux médias n'est souvent envisagé qu'en tant que moyen de promotion d'une discipline, voire d'un individu, jamais avec un projet d'ensemble, pourtant indispensable dans toute société développée.

Il est donc normal que, mal informés, peu éduqués, influencés par des discours publicitaires — et, même, syndicaux ou politiques — les malades, pris dans une évolution médicale si mal maîtrisée par les médecins eux-mêmes, ne s'y retrouvent plus. Ils vont, toutefois, par leurs exigences soutenues ou combattues par des syndicats, des partis politiques et l'extraordinaire *lobby* des "y a qu'à", influencer la médecine, puisqu'elle est entrée dans l'économie de marché, et ne peut ignorer ses clients. Il n'y a donc plus d'indépendance des parties entre elles par rapport à l'ensemble : la médecine est devenue l'affaire de tous. Ou un projet global sera élaboré et la médecine humaine réapparaîtra ou, à nouveau, quelques textes d'opportunité aménageront tel ou tel secteur de la santé et les difficultés deviendront tellement inextricables que l'institution sera mise en péril et que des conflits majeurs apparaîtront.

## L'hospitalisation mal organisée

L'hospitalisation d'une personne découle de motifs extrêmement variés, qui ont d'ailleurs changé au cours des quatre dernières décennies en fonction de l'évolution des techniques, des mentalités du public et de très nombreux facteurs économiques. Pour comprendre l'évolution de l'hospitalisation, deuxième secteur de la médecine devenu, et de loin, le premier économiquement, il faut survoler son développement et entreprendre une analyse critique des changements. Cette analyse devrait pouvoir servir de point de départ à un projet d'avenir. En effet, il ne s'agit plus — et il s'agira encore moins demain — d'une opposition entre secteur privé et secteur publique. Des problèmes identiques, voire plus importants, existent dans le secteur public et, notamment, dans le cadre des hôpitaux qui, pourtant, s'il ne s'agissait que d'une question de profit, devraient être à l'écart de ces difficultés. C'est en définitive la conception même d'une société face à la santé de ses membres qui est en cause.

Les hôpitaux organisent des consultations dont l'activité est théoriquement comparable à celle du secteur libéral. Ces consultations, initialement fréquentées par un public peu fortuné ou même indigent, ont, entre 1945 et 1965, beaucoup changé et ont reçu des consultants plus fortunés sans toutefois avoir une notoriété aussi grande que le secteur libéral de ville. Seul l'attrait d'une équipe ou la référence à un "patron renommé" ont pu modifier les préjugés. Le manque d'attirance du malade pour beaucoup de consultations hospitalières publiques résulte de leur encombrement, des attentes souvent très longues, du défaut de ponctualité des rendez-vous, de l'incertitude quant au médecin qui les assurera. En bref, l'absence de tout ce qui fait l'attrait d'une consultation libérale : un médecin que l'on a choisi, une organisation matérielle plus rigoureuse. Quand la consultation repose sur une technique détenue par le seul hôpital, le reste est oublié puisque l'essentiel est acquis. Dans le cas contraire le secteur libéral l'emporte toujours.

Les administrations hospitalières et ministérielles n'ont toujours pas compris qu'une consultation médicale suppose non seulement un consultant recherché mais aussi un consultant désirant être consulté, donc un homme libre et non un fonctionnaire soumis à des contraintes faisant de lui un gêneur dès qu'il agit. Les motivations négatives ne sont jamais des moteurs pour l'action et l'absence d'intéressement des hommes et des services explique facilement la faible fréquentation de beaucoup de consultations hospitalières.

Toutefois, hôpital et clinique privée sont encore essentiellement synonymes d'hospitalisation. Nous résumerons donc les motivations des hospitalisations en prenant de façon schématique et un peu arbitraire trois périodes s'écoulant de 1945 à 1955, de 1960 à 1980 et, enfin, de cette dernière date jusqu'en 1987. Ces périodes ne sont que des repères approximatifs, des instantanés dans une évolution qui fut continue et à vitesse variable selon les périodes.

Pendant la première période (1945-1955), seuls les patients peu fortunés ou sans ressource venaient directement à l'hôpital, en passant le plus souvent par le service de porte (ancien service des urgences), ou une consultation. Les autres étaient adressés à l'hôpital par leur médecin (généraliste). Les patients aisés ou fortunés étaient hospitalisés en clinique privée pour des raisons de confort (évitant la salle commune ou les chambres à plusieurs lits) et, surtout, pour avoir une relation directe avec un médecin choisi par eux et, le plus souvent, conseillé par le généraliste. L'hospitalisation dans le secteur public ou privé restait toutefois assez peu développée et réservée de fait aux affections chirurgicales pour des raisons évidentes et aux maladies graves nécessitant une assistance et des explorations paracliniques qui, même si elles étaient encore peu développées, l'étaient toutefois beaucoup plus que dans les cabinets de ville. L'hospitalisation publique avait une clientèle importante de malades chroniques, hospitalisés longtemps ou périodiquement et de nombreux malades qui, pour des raisons sociales variées (indigents, sujets âgés, personnes seules, assistées...), ne pouvaient se soigner à domicile.

Durant la seconde période (1960-1980), la situation s'est totalement transformée grâce aux progrès de la médecine, obligeant à utiliser des appareils de plus en plus complexes et onéreux, donc en nombre restreint. Le "plateau technique", fondement des diverses catégories d'hôpitaux liés à la technicité, à la recherche et à l'enseignement, ainsi que la création du temps plein des médecins constituèrent une révolution, source de progrès énormes mais à tort considérés par beaucoup comme définitifs. Le secteur public, sous l'impulsion des centres hospitaliers et universitaires (CHU), voulus par la réforme Debré qui instaura la triple mission de soins, d'enseignement et de recherche des médecins temps plein, professeurs des facultés de médecine, prit dans les grandes villes, une importance de premier plan. Mais le laisser-faire de cette période de glorieuse expansion économique a conduit aux difficultés majeures que nous connaissons aujourd'hui et qui risquent de devenir des impasses dramatiques si nous ne réagissons pas très rapidement et très énergiquement.

Les CHU associant un centre hospitalier régional et une faculté de médecine ont donné, grâce à leurs médecins de très grande compétence, soumis à la réactualisation permanente par l'enseignement et la recherche et par les moyens techniques dont ils disposaient, un autre visage à l'hospitalisation publique. En quelques années à peine, cette dernière est, par ses performances, devenue prépondérante, malgré son "hôtellerie" parfois déficiente. Les très nombreuses constructions d'hôpitaux ont fourni un très important outil à l'hospitalisation publique, qui par ailleurs disposa des premiers équipements lourds (imagerie, automation de la biologie...). A la suite d'erreurs administratives mais aussi médicales, par manque de préparation psychologique, technique et économique des deux parties, ces établissements furent conçus sans prendre en compte une possible reconversion ou une éventuelle régression. Un régionalo-centrisme hégémonique très dommageable en résulta et l'absence de projet hospitalier d'ensemble, masqué à nouveau par le laisser-faire, conduisit logiquement à la situation inextricable actuelle.

L'hôpital universitaire devint la référence régionale pour les médecins, les spécialistes et les hôpitaux d'autres catégories des villes plus petites. Le miracle semblait s'être produit : les malades de toute condition, au moins pour les cas graves, optèrent pour le CHU, d'autant qu'une activité en secteur privé des médecins temps plein permettait à ceux qui le voulaient — ou le pouvaient — de choisir leur médecin parmi les assistants ou les professeurs.

Cette puissance technique avec faible concurrence modifia les motifs et lieux d'hospitalisation. La chirurgie fut d'abord la première bénéficiaire grâce aux techniques nouvelles et à la réanimation, qui, par extension, devint médicale et prit, grâce au Samu, une place de plus en plus importante dans les motifs d'hospitalisation. Les affections médicales de diagnostic et de traitement complexes devinrent le quasi-monopole des CHU, ainsi que beaucoup de bilans dont le caractère systématique, dans de nombreux cas, est de nature à dénaturer la médecine, tant à l'hôpital que dans les cabinets médicaux. Comme les CHU, dans les villes où ils sont implantés, ont simultanément les fonctions d'hôpitaux de région (c'est-à-dire qu'ils reçoivent des malades atteints d'affections rares ou graves) et d'hôpitaux de ville (traitant des affections banales ou chroniques, accueillant parfois même des cas sociaux), ces établissements de haute technicité entraînent des dépenses injustifiées par perversion de leur vocation. Malgré cette évidence, certains enseignants ont même soutenu que cette pathologie "courante" était nécessaire à l'enseignement, comme si cette indiscutable nécessité impliquait qu'elle soit assurée dans les mêmes locaux, par les mêmes praticiens et au même prix. Cette extraordinaire erreur économique et psychologique a des conséquences désastreuses.

Les services ont été de moins en moins occupés par des malades dont l'affection relevait réellement d'un niveau CHU. Cela a conduit à un gaspillage économique mais, surtout, à des perversions en cascade des pratiques médicales et des états d'esprit, notamment des médecins. Un bilan demandé pour une affection légère, mais réalisé de façon abusive dans un CHU, ne pouvait être que de "niveau" CHU. Ainsi, l'habitude fut prise par les plus jeunes médecins qui gardent à jamais, en quittant l'hôpital universitaire pour une autre pratique, cette désastreuse conception, promue par l'enseignement de la faculté et l'exemple vécu dans les services. De plus, le fait que le nombre de malades servait de référence d'activité lorsque le prix de journée d'hospitalisation régnait en maître sur les budgets hospitaliers conduisit les médecins, par souci de ne pas voir leur service régresser — et l'administration pour équilibrer le budget — à ne pas réagir à ces pratiques et, même, à soutenir le principe du "remplissage" des services.

Logiquement, les besoins, notamment en personnel — et plus particulièrement médical —, augmentèrent. Mais ces effectifs accrus avaient en charge des malades constituant des cas dont le niveau moyen de gravité, de rareté, ou de difficulté diagnostique et thérapeutique diminuait. Ainsi, les services se rapprochaient progressivement de certains services de seconde catégorie. Cette augmentation du nombre des malades — et des examens paracliniques dont ils bénéficiaient, à tort — sans possibilité de créations de postes de professeurs, puisque les besoins d'enseignement classique diminuaient régulièrement, a conduit à augmenter de façon très importante l'effectif des cadres intermédiaires (chefs de clinique, assistants...) dont le contrat est de quatre ou cinq ans, non renouvelable. De plus pour répondre aux exclusifs besoins hospitaliers, on créa un corps de médecins de CHU hors CHU ! Etonnante appellation pour nommer des médecins titulaires non universitaires à temps plein dans les services universitaires. Peu satisfaisante sur le plan de la rémunération, psychologiquement désastreuse, cette mesure rend la situation sans cesse plus confuse à l'intérieur des services puisque ces médecins non universitaires ont les mêmes fonctions hospitalières que les hospitalo-universitaires sans avoir les mêmes prérogatives et sans aucun espoir de promotion.

Ces cadres intermédiaires nombreux, avec peu de débouchés dans le CHU, doivent trouver des places dans les hôpitaux généraux. Or ces médecins de haut niveau intellectuel et technique, connaissant parfaitement les pratiques des CHU où ils ont vécu, ont permis a des maires, sénateurs ou députés d'avoir "leur hôpital" de haut niveau dans "leur ville", ce qui entraîna une absurde et ruineuse concurrence de prestige à l'intérieur du service hospitalier public français, dont la Sécurité sociale, c'est-à-dire en définitive les citoyens, font les frais. Ni l'évolution démographique des diverses catégories de médecins hospitaliers les unes par rapport aux autres, ni l'évolution des malades relevant des CHU et des autres hôpitaux, ni les besoins de répartition des pouvoirs entre administration et médecins, ne furent étudiés ! Aucune conception générale d'organisation rationnelle des divers secteurs hospitaliers publics, dépendant pourtant tous de l'Etat et des collectivités locales, ne fut élaborée ! La politique au jour le jour fut la seule réponse aux difficultés croissantes avec, souvent, une incohérence conceptuelle étonnante par rapport aux lois et règlements qui furent sans cesse modifiés sans aucune ligne directrice.

Pour gérer l'ingérable, la seule réponse positive de l'administration fut un énorme accroissement des personnels administratifs hospitaliers, comme si plus de gestion pouvait rendre gérable l'ingérable. L'inverse en résulta d'autant plus que depuis 1968 la "commissionnite" hospitalière et universitaire est devenue une activité professionnelle touchant tous les corps constitués, groupes et même groupuscules.

Toute décision doit être étudiée avec avis motivé par des commissions paritaires élues par de multiples collèges. Chacun joue à l'administration et s'étonne que la décision finale ne soit pas conforme à sa proposition, oubliant que cinq ou six autres propositions, émanent d'autres commissions elles aussi consultées sur le même sujet. Cette pseudo-participation, grande consommatrice de temps et de personnel administratif, aggrave encore la baisse d'efficacité et conduit à la création de réseaux parallèles d'intervention — à nouveau consommateurs de temps, d'énergie et d'imagination — pour contrebalancer les avis officiels parfois politisés.

Avec toutes ces charges, dont seules les plus caractéristiques ont été évoquées, le prix de la santé ne peut que s'accroître sans cesse. Si une entreprise privée devait supporter de tels gaspillages et charges injustifiées, elle aurait nécessairement fait faillite après une ou, au mieux, deux années d'exercice. Mais le budget des hôpitaux publics est établi de telle façon que ce risque est exclu. Aucune sanction contre l'incurie ne peut donc intervenir. En effet, jusqu'à ces dernières années le budget des hôpitaux était un budget construit à partir des dépenses — c'est-à-dire des besoins de l'établissement et de sa gestion — et non à partir de ses ressources ! Il était calculé à partir des dépenses de l'année précédente, majorées de l'inflation et augmentées des nouveaux besoins indispensables. Un butoir était bien prévu, mais il restait cependant nettement supérieur au coefficient de l'inflation. Un accroissement annuel à francs constants découlait forcément de cette pratique. A partir du nombre de journées effectivement comptabilisées pour l'année de référence et d'une augmentation prévisionnelle de ces journées d'hospitalisation, il ne restait plus qu'à chiffrer le prix moyen d'hospitalisation d'une journée pour obtenir la recette escomptée. Pour ne pas trop se désolidariser de l'économie de marché, au moins en apparence, et surtout ne pas être un mauvais exemple pour les cliniques privées, dont les prix de journée sont l'objet de négociation avec les pouvoirs publics, des prix par secteur d'hospitalisation étaient arrêtés. On créa donc, de façon assez arbitraire, des prix de journée très élevés pour les spécialités très onéreuses (chirurgie cardio-vasculaire, neuro-chirurgie, réanimation...) et plus modérés pour d'autres (médecine non spécialisée, dermatologie...). Tout cela n'était, en fait, qu'un habillage comptable ne modifiant en rien la somme globale à recevoir, pour l'essentiel, de la Sécurité sociale. Ainsi, une apparente vérité des prix était établie par les prix de journée différenciés. Ce mode de calcul explique, entre autres, que l'hospitalisation d'un même malade dans un service de spécialité à Bordeaux, Nancy ou Paris, pour une même affection, traitée de la même façon, peut revenir à trois prix différents variant parfois dans des proportions très importantes. Ce prix dépend, en fait, de la gestion de l'établissement, de ses caractéristiques et non du service rendu. Devant les difficultés croissantes de la Sécurité sociale, le budget global fut donc instauré ainsi que l'hospitalisation de jour, préconisée de longue date par les médecins.

Ces deux mesures marquent la période (1980-1987) que nous allons maintenant étudier. Nous constaterons que les difficultés ont malheureusement encore augmenté.

Le budget global, c'est-à-dire une dotation annuelle de la Sécurité sociale, pourrait apparaître comme une absence de changement par rapport à la pratique antérieure. La réalité est tout autre car la tutelle octroie une certaine somme en s'appuyant sur les comptes et budgets précédents qui, comme nous venons de le voir, sont différents d'hôpital à hôpital, donc sans réelle relation directe avec le service rendu. La Sécurité sociale n'entend plus nécessairement assumer de nouvelles orientations de l'établissement qui, pourtant, peuvent être essentielles pour le maintien de son niveau. A l'intérieur de cette enveloppe financière, l'hôpital doit assurer sa gestion, quels que soient les besoins et les adaptations techniques, médicales ou administratives qui pourraient s'imposer. Comme près de 70 % du budget correspond à des salaires et à leurs charges, les possibilités de choix des gestionnaires de l'établissement sont extrêmement réduites. Il en résulte, dans un premier temps, une chasse au gaspillage, certes utile, mais à conséquences mineures, voire inexistantes, compte tenu des tracasseries et des renforcements des contrôles qu'ils impliquent et, surtout, de l'impossibilité de modifier les structures et le fonctionnement de l'hôpital qui dépendent de lois, décrets ou arrêtés ministériels.

Dans un deuxième temps, la seule possibilité pour équilibrer ce budget global réside dans le non-renouvellement d'équipements et dans une absence d'investissements nouveaux, pourtant indispensables pour assurer les progrès techniques. Cette démarche, bien connue durant ces dix dernières années dans certaines industries et entreprises françaises, a conduit aux résultats que l'on sait. Cette nouvelle erreur ajoutée aux autres, si nous n'y prenons garde, rendra la situation du secteur public difficilement récupérable. Indépendamment de cet aspect financier essentiel, la dotation forfaitaire aboutit à l'anti-activité, puisque, plus les malades sont nombreux et mieux soignés, plus l'établissement s'appauvrit. L'initiative médicale devient néfaste. Les contrôles nécessaires, à tous les niveaux, très consommateurs de personnel non productif, entraînent des restrictions de second ordre et ainsi de suite.

L'hospitalisation de jour, en revanche, souhaitée de longue date par les médecins pour des raisons d'humanisation, a été, en période de disette économique, reprise et encouragée par les administrations. Elle a connu des succès remarquables en hémodialyse, pour les insuffisants rénaux, en cancérologie, hématologie — voire en exploration paraclinique — et, même, en chirurgie grâce à de nouvelles techniques d'analgésie n'impliquant plus des anesthésies générales. Si nous analysons cette pratique, même rapidement, nous constatons que la différence entre l'hospitalisation classique ou continue et l'hospitalisation de jour, c'est-à-dire une consultation prolongée sur une journée, réside exclusivement dans l'hôtellerie et ses services annexes. Est-ce le point de départ vers des hôpitaux réduits à des plateaux techniques très développés, des consultations enfin bien organisées, des hospitalisations de jour très diversifiées et nombreuses, associées à de petits secteurs d'hospitalisation classique pour la chirurgie et la réanimation ? Pour les malades, la société et les médecins une telle pratique pourrait être excellente mais, contrairement aux opinions actuelles, elle nécessiterait, si elle devait se généraliser, une conception de gestion diamétralement opposée à celle pratiquée aujourd'hui. Nous aurons l'occasion de revenir plus longuement sur ces pratiques dans les chapitres suivants.

Au terme de cette brève présentation centrée sur l'évolution de l'hospitalisation publique durant les quatre dernières décennies, il faut reconnaître que malgré la grande conscience professionnelle des personnels hospitaliers de tous grades, soignants ou administratifs, le fond de l'impasse est atteint et que la multiplication des réformes et contre-réformes, sans conception générale, a conduit à un énorme gaspillage.

Initialement, les cliniques privées furent des outils complémentaires de certaines activités médicales (chirurgie, ophtalmologie, ORL, obstétrique), dont la pratique impliquait l'hospitalisation classique. Elles appartenaient aux médecins utilisateurs, à leurs familles ou, plus rarement, à des tiers et recevaient des malades refusant l'hospitalisation publique. Entre 1960 et 1975, l'expansion des spécialités médicales entraîna l'extension de l'hospitalisation privée qui ne gêna d'ailleurs pas l'hôpital public, en pleine rénovation et promotion. Mais l'apparition d'équipements lourds d'exploration et de traitement, conduisit à des transformations rapides des cliniques privées. Les petits établissements ne furent plus en mesure d'être des outils rentables et furent amenés à fusionner pour permettre, compte tenu de la carte sanitaire qui n'autorise pas les créations sans conditions, d'établir de grandes cliniques disposant de moyens techniques concurrentiels avec le secteur public. La gestion familiale disparut au profit de la gestion commerciale. Les médecins acquirent des actions ou parts, qui, suivant des modalités variables et selon les statuts juridiques de ces établissements, leur ouvre le droit d'y hospitaliser leurs patients. La pratique médicale et l'activité hôtelière, au sens large d'hospitalisation, sont séparées, bien qu'elles relèvent parfois des mêmes personnes. Cette formule a fait la preuve de son efficacité et de sa qualité technique, bien qu'un tri inadmissible ait souvent réservé aux cliniques les activités rentables et aux hôpitaux publics les activités sans discrimination. L'actionnariat médical fut une très heureuse initiative tant qu'il fut majoritaire, car l'outil était ainsi adapté à la médecine et à la gestion. La guerre idéologique public-privé fut une erreur entretenue par des administrations incapables d'élaborer de grands projets d'hospitalisation nationale reposant sur la concurrence-complémentarité avec, comme règle économique, l'égalité des charges et des avantages. D'un côté, la médecine était maître et responsable de l'outil qu'est l'hospitalisation, de l'autre, elle était en tutelle et irresponsable d'une gestion assurée par des administratifs non médicalement compétents. Comment s'étonner de la différence de résultats ? Pourquoi n'avoir toujours pas compris devant des exemples aussi aveuglants que le secteur public doit s'adapter ou régresser ?

Mais la situation de l'hospitalisation privée commence à changer et va certainement évoluer dans un sens extrêmement dangereux pour les malades, les médecins et la société. En effet, l'ampleur des investissements nécessaires pour assurer le niveau technique fait que l'actionnariat médical, source d'équilibre harmonieux grâce à l'association de la compétence professionnelle et du pouvoir économique, va probablement disparaître. Les ressources financières médicales étant en diminution et les besoins en investissements en extraordinaire croissance, des appels au financement extra-professionnel s'imposeront. De plus, compte tenu de la part prise par la santé dans le marché et de son expansion prévisible quels que soient les ajustements qui interviendront, les investisseurs de toutes origines — nationales et internationales — commencent à s'intéresser, et s'intéresseront de plus en plus, à ce secteur économique source de profits. Des chaînes de cliniques commencent à naître, par rachat ou fusion, et prendront pour les raisons économiques déjà évoquées une ampleur considérable dans les prochaines décennies. La logique économique ne s'arrêtera probablement pas là, tant qu'une prise de conscience des dangers pour la société, les malades et les médecins n'aura pas conduit à une réglementation anti-trust. L'étape prévisible est la *holding* de santé, propriétaire de fait des unités de production des matériels et marchandises de santé et des chaînes hospitalières prestatrices de service de santé et d'hôtellerie. L'association à des compagnies d'assurance contre la maladie, l'accident et la mort, majoritaires dans les *holdings*, devrait permettre de refermer la boucle sur elle-même et faire perdre aux praticiens et consommateurs, ainsi qu'à l'Etat, leur autonomie si un puissant secteur public concurrentiel n'est pas rapidement mis en place. Les médecins, par leur nombre, leurs ressources désormais plus réduites, leur incessant besoin d'équipements de plus en plus onéreux, seront rapidement des proies pour ces *holdings* puissants, compétents et structurés. Le salariat authentique, ou déguisé sous tutelle du capital, achèvera la prolétarisation commencée et développée par le fonctionnariat et la tutelle technocratique. Le règne de la déshumanisation de la santé sera alors instauré, le malade aura disparu et le consommateur l'aura intégralement remplacé.

## Les bouleversements des consommations d'activités médicales

On prévoit que, dans un avenir proche, les trois grands marchés en expansion seront la santé, les loisirs et le savoir, composés chacun, selon une catégorisation empruntée à l'informatique, d'un *"soft"* — c'est-à-dire d'idées et de leur support en personnel concepteur — et d'un *"hard"*, représenté par l'équipement, le personnel d'exécution, le matériel et les produits nécessaires au fonctionnement. Les industries et les services de la santé, producteurs d'"outils" physiques et intellectuels d'entretien du premier bien humain, la vie, seront certainement les enjeux politiques et économiques les plus importants du XXIe siècle. Mais, comme les conséquences de cette évolution risquent de devenir rapidement très déterminantes pour la vie individuelle et collective, une réflexion sur cette invasion panmédicaliste s'impose.

Les modalités de mise en œuvre des consultations et hospitalisations définissent les offres de santé aux citoyens qui, en termes économiques de marché, consomment ces activités. Au sein de nos sociétés développées, la consommation est un processus normal puisqu'elle est le fondement même de ce type de société. La surconsommation est tout à fait concevable, si l'excès et le superflu constituent un surcoût assumé par le consommateur, mais elle devient inadmissible si la solidarité doit la prendre en compte. Par une absence de culture économique et sociale, de très nombreux citoyens — et parfois même des médecins — estiment que tous les niveaux de "santé", quels que soient leur nature, sont des droits. Une définition précise des catégories de "santé" relevant soit de la nécessité et du besoin — donc de la solidarité — soit du superflu et du désir — donc du choix — s'impose. Ces définitions, très lourdes de conséquences pratiques et morales, ne peuvent qu'émaner de la société toute entière selon des modalités à inventer, sinon le sevrage, même parfaitement justifié humainement et économiquement, entraînera de graves crises sociales. En effet les consommations de santé qui sont source d'un être, mieux-être ou bien-être par leur éventail de qualité et de diversité et, surtout, en définitive "leur accessibilité", vont bouleverser les échelles des valeurs, de l'être et de l'avoir de chacun d'entre nous, comme aucune révolution scientifique et technique ne l'a fait jusqu'alors. Un survol des principales consommations de santé et de leurs motivations s'impose, avant d'aborder dans un autre chapitre leur organisation, sinon leur réglementation restrictive.

Les consommations de santé relèvent de deux secteurs : le domaine du diagnostic et celui de la thérapeutique. Les motifs de la consommation sont évidemment différents dans chacune de ces démarches. Dans la première, le but est de savoir et de prévoir, dans le second de guérir et de prévenir. La culture, la croyance et la crédulité vont influencer, de façon extrêmement importante — et variable selon les individus — les choix face aux consommations de santé.

Dans le domaine du diagnostic, les multiples explorations paracliniques du corps humain désormais disponibles, sans nul doute objectives et scientifiques, ont provoqué l'apparition, par inférence, d'un mythe dans l'opinion publique. Si, pense-t-on, la "révision" aboutit à une conclusion négative, c'est-à-dire si aucun signe pathologique n'est découvert, alors le sujet est indemne. Il en résulte "logiquement" que chaque bilan de santé est une assurance-vie et que leur répétition périodique augmente les possibilités d'intervenir efficacement contre une maladie naissante, donc beaucoup plus curable que si elle a évolué depuis longtemps. Tous les termes de ces affirmations sont vrais mais, comme dans tout raisonnement, la véracité des prémices n'assure pas nécessairement la véracité de la conclusion.

D'abord, comme dans tous les domaines de la science, seul l'argument positif a une valeur absolue. Son absence, c'est-à-dire le résultat négatif, ne prouve scientifiquement rien. L'absence de signes pathologiques ne prouve pas formellement qu'une maladie n'existe pas; celle-ci peut être si peu développée qu'elle ne s'exprime pas encore ou que les moyens de détection ne sont pas encore assez puissants, ou bien les erreurs techniques et/ou, parfois, humaines ont pu altérer le résultat. Le signe est un indicateur à intégrer dans un ensemble et jamais, quels que soient les progrès, il ne fera émerger la certitude. Seule une notion statistique est applicable, c'est-à-dire une probabilité d'existence de telle ou telle pathologie. La précision des résultats s'accroît sans cesse mais aussi le prix de ces explorations. Il y a donc un choix raisonnable à faire qui devrait reposer sur le risque réel encouru (déjà connu mais à développer dans le cadre d'authentiques études de santé publique de type épidémiologique), la qualité et la quantité des informations recueillies par la ou les explorations et leur prix. Comme vivre c'est risquer à chaque instant, notamment la mort, ce n'est pas en masquant ou en exacerbant cette réalité, voire en l'exploitant, que la quantité ou la qualité de vie des citoyens — et notamment des anxieux, très grands consommateurs d'explorations — sera améliorée. Il ne faut pas confondre la médecine prédictive et la médecine préventive qui, par de multiples moyens, réduit énormément l'apparition de certaines maladies (médecine du travail, hygiène...), entraîne leur éradication (maladies infectieuses et vaccinations...), ou permet un diagnostic précoce améliorant les résultats thérapeutiques (dépistage systématique des cancers...). Certes, dans un tout petit nombre de cas pour le moment (*xeroderma pigmentosum* et cancers cutanés photo-induits, hyperlipémie essentielle et athérome...), la corrélation entre constatation et évolution de l'affection est absolue mais l'infime fréquence de ces maladies ne peut encore fonder la médecine prédictive. En d'autres cas, la corrélation n'est que statistique (diabète et surinfection, par exemple) mais il faut alors parler du pronostic de la maladie et non de la prévision. Ainsi le bilan systématique, ou *check-up*, s'il a indiscutablement son utilité, relève lui aussi d'une réflexion médicale et d'une indication tenant compte des mêmes facteurs que ceux évoqués pour les explorations diagnostiques entreprises pour un signe clinique d'appel.

Cette crainte du diagnostic trop tardif et de ses conséquences éventuelles, qui ne sont pas toujours aussi prouvées scientifiquement que certains se plaisent à l'affirmer, alliée à la peur, voire à la phobie de l'erreur, conduit malades et médecins à des demandes totalement irrationnelles d'explorations paracliniques. Seules une culture et une confiance des deux composantes du couple médecin-malade peut rendre la vie quotidienne vivable pour les deux et supportable pour l'économie de la société. Le rejet d'un risque minime pour le patient, d'un droit à l'erreur pour le praticien et le refus par le médecin de la responsabilité de ses choix *optima*, et non *maxima*, rendront, par leurs coûts, les exercices médicaux impossibles, ou très sélectifs. Il faut donc recréer la confiance entre les hommes par un savoir adapté et reconnu et des relations humaines entre malades et médecins. Le partenaire indispensable est le médecin de famille, prescrivant avec discernement, comme pour un membre de sa famille, les explorations paracliniques à l'occasion d'un signe pathologique permettant d'ouvrir un dossier de médecine de soins.

Les consommations thérapeutiques sont à subdiviser en deux groupes : celui des affections authentiquement pathologiques, dont la liste est à déterminer entre représentants des médecins et la Sécurité sociale, selon des modalités à définir, et celui des indications de convenance physiologique (de la forme physique, de la sexualité, de l'esthétique, du sport, du vieillissement...). Le premier groupe devrait relever de la solidarité, le second de l'autofinancement. Dans le premier groupe le médicament est une source quantitative et qualitative d'un "supplément de vie", souvent surconsommé car il devient trop fréquemment le médicament d'un symptôme (insomnies et douleurs rhumatismales ou traumatiques...). De plus l'inconfort même modeste n'est plus accepté et les traitements majeurs (antibiotiques ou anti-inflammatoires notamment), sont d'emblée choisis avant même qu'un loyal essai avec des produits moins puissants (sulfamides, salicylés, par exemple) soit entrepris. Cette démarche de facilité, de succès immédiat assuré donc de notoriété recouvrée, ne se modifiera que par un changement de mentalité fondé sur la confiance et le bon sens retrouvés. Les affections chroniques et les troubles des personnes âgées constituent tout un secteur à réorganiser complètement, dans le cadre d'une gériatrie totalement rénovée par une éducation sanitaire et médicale à imaginer, dont nous proposerons quelques exemples dans les chapitres 7 et 8.

Tant que les traitements médicamenteux ne correspondront pas à une exclusive nécessité, la consommation pharmaceutique, non seulement restera élevée, mais continuera à s'accroître. Une insomnie passagère, une fatigue après des efforts importants ou une déception sentimentale, une irritabilité liée aux conditions de travail, un embonpoint produit par une suralimentation, une altération des cheveux ou de la peau en relation avec l'âge ne relèvent pas du traitement médical au sens propre mais du conseil de santé. Les regrettables mélanges de genres qui régnent actuellement dans les pharmacies ne peuvent qu'entretenir la confusion entre médicaments et produits de consommation de convenance, même s'ils relèvent les uns et les autres du domaine de la santé. Ou bien la pharmacie est une activité paramédicale protégée par un diplôme d'exercice et, dans ce cas, les pharmaciens sont des membres des professions de santé, ou bien ils vendent des crèmes de beauté, des dentifrices, des brosses à dents, du lait en poudre et des lunettes de soleil, et ils deviennent des commerçants ordinaires qui doivent être soumis à la concurrence commerciale normale. Dans ce dernier cas, pour préserver l'authentique fonction des pharmaciens, indispensables à la santé publique, l'Etat doit exiger que les médicaments obligatoirement prescrits par ordonnance soient vendus dans un local totalement séparé de l'autre activité commerciale qui, elle, doit être soumise à une concurrence pour bien montrer qu'elle ne relève en aucun cas de la prescription médicale. Peut-être sera-t-il alors possible d'expliquer au public, qu'entre un antibiotique et un dentifrice, même au fluor, vendu en pharmacie, il y a la même différence qu'entre le jour et la nuit. La banalisation médicale est peut-être lucrative mais certainement pas éducative et source d'une prise de responsabilité par les citoyens.

Après ce trop bref survol de la très rapide évolution de la médecine en seulement quatre décennies, nous devons, praticiens et utilisateurs de la santé, honnêtement reconnaître que les immenses progrès du savoir et des techniques dans le domaine de la santé, transformant complètement nos possibilités, n'ont pas été pris en compte par des doctrines philosophiques, économiques et politiques susceptibles de les valoriser harmonieusement. Il est temps d'en prendre conscience, afin que le pire ne naisse pas du meilleur.

Chapitre 3

# Quelques conséquences des changements

## L'accroissement de la durée de la vie

Depuis un siècle la longévité moyenne s'est accrue régulièrement et procurait, en 1983, une espérance de vie de soixante et onze ans pour les hommes et de soixante-dix-neuf ans pour les femmes. Mais, surtout, la pyramide des âges met en évidence — si on fait abstraction du déficit des naissances lié à la guerre de 14-18 — un important accroissement des personnes de plus de soixante-cinq ans par rapport à celles de moins de vingt ans. Un vieillissement de la population s'est donc installé et progressera vraisemblablement encore beaucoup au cours des prochaines décennies, entraînant d'importantes conséquences sociales — mais aussi médicales — que nous évoquerons plus loin. Si les progrès médicaux et scientifiques en général sont indiscutablement les sources de l'allongement de la durée de la vie, la médecine curative n'a joué qu'un rôle modeste dans cette acquisition, malgré des dépenses très importantes. Ce sont, essentiellement, les importantes améliorations de l'hygiène, de la nutrition, des conditions individuelles et collectives de vie et de travail — ainsi que la disparition des épidémies, auxquelles la médecine préventive a participé — qui ont procuré cet accroissement de la longévité. Enfin, la protection maternelle et infantile, associée à une diminution de la fécondité des couples et à une diététique scientifique du nouveau-né et du petit enfant, ont énormément réduit la mortalité infantile facteur important de la longévité moyenne.

Quelles que soient les causes, les grands vieillards — sujets, jadis, rares et vénérés — constituent désormais un groupe en constante progression dans les sociétés développées. La médecine de soins, à défaut de pouvoir s'enorgueillir d'avoir permis à l'Homme de vieillir, peut — et doit — éviter au sujet âgé de mourir d'un banal incident, ou accident pathologique, désormais curable. La médecine accroît ainsi la longévité, en réduisant les effets destructeurs des maladies sur le terrain fragilisé que constituent les personnes âgées. Ainsi, une médecine qui n'existait pas du fait des décès prématurés apparaît dans nos sociétés. Il ne faudrait pas qu'à la spécialisation médicale par organe, appareil et système, s'ajoute désormais la spécialisation par l'âge (pédiatrie et gériatrie). La médecine de famille — ou omnipratique — s'adresse à l'enfant, à l'adulte et au sujet âgé; seuls les cas rares et très complexes relèvent de la médecine interne d'enfants (l'authentique pédiatrie) ou d'adultes qui comporte, évidemment, la gériatrie. La pathologie fréquente et commune doit rester de la seule compétence du généraliste. Nous constaterons plus loin qu'au prix d'un réelle formation adaptée aux objectifs précis, ce rôle des omnipraticiens est tout à fait réaliste et réalisable, et cela à moindre coût.

Ce dernier aspect est essentiel à évoquer car, si la vie humaine — quels que soient l'âge, la condition ou l'état de santé de l'homme concerné — n'a pas de prix, le vieillissement, en revanche, a un coût très important. Il faudra donc organiser, humainement, solidairement, entre les générations — mais aussi rationnellement et avec le minimum de gaspillage — la médecine du troisième et du quatrième âge. De plus en plus fréquemment, on constate que le vieillissement n'est pas exclusivement lié à l'âge. Il correspond à "une usure physiologique" de l'organisme, dépendant de nombreux facteurs, notamment le mode de vie, le travail, les antécédents personnels, familiaux et héréditaires. Au total, pour une société, le vieillissement de sa population se traduit nécessairement par une consommation de santé accrue de façon non identique pour chaque tranche d'âge. Les stimulateurs cardiaques implantés et les prothèses de hanches posées chez les sujets de soixante à quatre-vingts ans sont certainement cent fois supérieurs au nombre de ceux nécessaires aux sujets de trente à cinquante ans. Les lunettes et les prothèses auditives sont beaucoup plus fréquentes chez les sujets âgés que chez les autres citoyens. Les cataractes, ainsi que les fractures du col du fémur, sont presque exclusivement "séniles". La quantité de toni-cardiaques, de vaso-protecteurs, de diurétiques, n'est pas semblablement utilisée selon les tranches d'âges. De plus, la solitude des personnes âgées — notamment des femmes pour des raisons de longévité différentielle — oblige à des hospitalisations fréquentes pour des affections qui, bien que bénignes et banales, sont dangereuses chez le vieillard non surveillé. Des exemples, dans tous les domaines de la pathologie, pourraient être cités, et une liste occupant de nombreuses pages en résulterait.

Dans le cadre de la gériatrie, deux autres facteurs importants sont à considérer, d'une part, les intrications pathologiques (diabète associé par exemple à une insuffisance cardiaque, une insuffisance rénale, une hypertension chez un malade souffrant d'une fracture du col du fémur) qui transforment le patient en un véritable manuel de pathologie, et, d'autre part, les abus médicamenteux fréquents. Ces excès entraînent des effets iatrogènes, parfois très graves, source d'hospitalisation injustifiée par le seul état pathologique. Souvent les essais de recherche d'équilibre par des médecins trop perfectionnistes ou sollicités par des exigences outrancières des patients et de leur entourage conduisent aux accidents iatrogènes. Les abus thérapeutiques, sans effet secondaire patent autre que financier pour la collectivité, sont aussi étroitement liés à la psychologie de beaucoup de personnes âgées, confiantes ou crédules, parfois même exploitées par des publicités directes ou insidieuses traquant le consommateur de l'enfance à la mort. Les "béquilles médicamenteuses" de toute nature se sont associées aux cannes, lunettes et consommation de plantes de nos aînés mais avec des coûts sans commune mesure.

Les sociétés modernes comprendront-elles que la vieillesse allongée, et souvent privée d'une croyance en un au-delà, ne s'improvise pas et que la retraite pourrait aussi servir à une formation pour vivre avec lucidité et dignité ce supplément de vie offert dans les pays développés par les progrès scientifiques, techniques et le niveau de vie élevé ? Ce n'est que par l'investissement dans le savoir, le savoir-être et le savoir-faire spécifiques de cette, désormais, longue période de non-productivité, que la dignité humaine pourra être confortée ou retrouvée. Ce n'est également que par ce même investissement que cet aboutissement de la vie qu'est la mort pourra être compris, accepté — ou même décidé — plutôt que subi ou, parfois, désiré comme une délivrance. La vieillesse totalement subie par le vieillard, et quelquefois vécue comme un fardeau par ses proches, ne peut que conduire à l'infantilisation, l'assistanat, l'aliénation, parfois la pitié ou la charité, ou pire, à l'abandon et à la cruauté. Les difficultés existentielles produites par les sociétés de consommation, le désir de vivre avant d'avoir vieilli, l'urbanisme moderne et les palliatifs offerts aux familles par le marché des services, conduira à des ségrégations et des "apartheids" de générations. Les conséquences économiques peuvent devenir insupportables aux générations productrices de richesse qualifiées d'actives, et avoir des conséquences psychologiques désastreuses pour les personnes âgées. Comme les moyens médicaux permettront encore d'accroître la longévité, les choix sociaux, moraux et économiques qu'ils vont faire naître doivent être répertoriés et étudiés. Humanité et responsabilité s'exprimeront ainsi à travers une médecine mise à la disposition du maintien de la vie. Les sujets âgés ne peuvent ni imposer leurs désirs par reconnaissance pour leurs activités passées ni subir la loi des générations suivantes oubliant le passé les ayant créées. Ces énormes problèmes pour les prochaines décennies devront être abordés en termes d'égalité, de droits et de devoirs, sans que l'économie soit exclue ou prioritaire.

## L'accroissement de la qualité de la vie

La place de la médecine — ou mieux, des médecines dans la qualité de la vie —, est en expansion extrêmement rapide et aboutit parfois à des confusions ou amalgames extrêmement regrettables et préjudiciables aux citoyens. La qualité de la vie est une notion à la fois objective par ses liens très étroits avec les niveaux économiques des sociétés et des individus, mais aussi très subjective car très dépendante, pour chacun, de ses aspirations et surtout du taux de satisfaction de ses espérances et désirs. La qualité de la vie s'apprécie, à défaut de se quantifier, par une prise de conscience individuelle comparative, portant sur une assez longue période d'existence. Cette notion comporte donc une importante part de subjectivité intégrant le bonheur et le malheur des individus et des sociétés. On peut schématiquement distinguer deux grands groupes de facteurs participant à la qualité de la vie : d'une part, les facteurs sociaux, prépondérants pour les sujets en "bonne santé" et très corrélés avec les niveaux économiques et financiers des individus et des sociétés dans lesquelles ils vivent; d'autre part, les facteurs médicaux, prépondérants pour les sujets malades, pour le moment encore peu ou assez peu liés, grâce à la solidarité, à l'état de fortune des patients. Enfin, rappelons que, qualité et quantité ou durée de vie sont souvent dépendants des mêmes facteurs, notamment économiques. En général, la qualité de la vie ne résulte qu'en partie de l'action de la médecine mais, lorsque les causes médicales sont prépondérantes, les conséquences individuelles familiales et collectives sont toujours très importantes et, parfois, dramatiques.

Dans le cadre de ce livre, parmi les causes médicales qui, seules, retiendront notre attention il faut encore distinguer deux groupes de signification extrêmement différente même si, pour l'opinion publique, ils sont souvent confondus : d'une part, la qualité de la vie et la médecine curative ou de soins; d'autre part, la qualité de la vie et la médecine du mieux-être.

Numériquement, la majorité des malades — du fait des moyens actuels de la médecine — sont guéris en quelques jours ou semaines. Au point que la population ne se rend même plus compte de cette extraordinaire chance qu'ont les habitants des pays développés. De plus, les guérisons sont le plus souvent sans séquelles, c'est-à-dire qu'après l'accident aigu la vie n'est pas modifiée. Des malades lourdement handicapés — du fait de la perte de la marche par exemple — sont, grâce à des prothèses articulaires ou osseuses, transformés en des malades, gênés certes, mais dont la qualité de la vie, inespérée il y a seulement deux ou trois décennies, redevient normale. De même, la chirurgie de la cécité et de la surdité recrée une qualité de vie sans commune mesure avec celle que l'on pouvait espérer il y a seulement un quart de siècle. Plus récemment, des malades condamnés à mourir dans les quelques jours ou semaines qui suivent le diagnostic retrouvent une vie normale — ou presque normale — malgré son caractère "artificiel" (rein artificiel), ou contraignant. Celle-ci, assure, en dehors des séances thérapeutiques, une existence pratiquement normale.

Ces progrès de la médecine se sont tellement intégrés à la vie journalière que cette situation paraît aller de soi et constituer un droit qui, s'il n'est pas tempéré, finira par transformer la médecine en une activité ayant une obligation de résultats. Dans certains pays, d'ailleurs — notamment aux Etats-Unis —, l'erreur, même minime, ou l'omission à conséquences très réduites sont traquées par des cabinets d'avocats pour intenter des procès en réparation. Si une telle pratique devait se développer et se généraliser, elle irait à l'encontre des intérêts des patients, qui ne seraient plus jamais pris en compte par un médecin seul puisque sa survie professionnelle, en dépendrait. De telles exigences contraindraient les médecins à dégager leur responsabilité par tous les moyens disponibles en souscrivant des assurances, qui, de fait, seraient payées indirectement par les patients. S'ils acceptaient d'être leur propre assureur, les médecins utiliseraient, même pour les cas les plus bénins, le maximum d'examens paracliniques et de consultations de spécialistes. Les coûts de ces exigences supplémentaires conduiraient nécessairement la société à réglementer autoritairement un certain nombre de pratiques ce qui, à terme, se retourneraient contre les utilisateurs. S'il n'est pas envisageable d'excuser, par avance, des fautes médicales — qui doivent être sanctionnées, dans la mesure où elles sont réelles et prouvées —, il n'est pas davantage possible, d'attendre du médecin la perfection divine. Souvenons-nous que, si un diagnostic formulé avec une certitude statistique de 98 % par exemple revient à une certaine valeur, vouloir accroître le taux pour le faire passer à 99 % décuplera probablement son prix. Les moyens à déployer pour exclure les causes très rares ou exceptionnelles que couvre cet accroissement de certitude implique la mise en œuvre d'explorations paracliniques extrêmement complexes, donc très onéreuses. De plus, certaines explorations sont, par elles-mêmes, dangereuses pour le malade et, à l'extrême, le risque entraîné par l'exploration pourrait dépasser le gain diagnostic qu'il procure. Enfin, comme la certitude absolue — c'est-à-dire le diagnostic à 100 % — ne sera jamais atteinte, la question se posera nécessairement toujours de limiter les examens même si l'exploration est totalement sans danger. Toutes ces notions devront être prises en compte, d'abord par les citoyens puis par les médecins, si nous voulons que la qualité moyenne de la vie continue à s'accroître par la progression des autres secteurs non médicaux dont elle dépend, et dont les financements ne peuvent être transférés au seul domaine de la santé.

Enfin, si la qualité de la vie est très importante pour tout être humain, la qualité de sa mort, qui est inéluctable, l'est tout autant. La disparition des souffrances physiques et l'atténuation — voire l'absence — d'anxiété sont désormais obtenues aisément, par des médicaments disponibles et, à l'extrême, pour des douleurs intolérables, par certaines interventions neurochirurgicales (cordotomie) bien codifiées. Ainsi, grâce à la médecine moderne, la mort peut devenir physiquement douce, à défaut de l'être sur le plan affectif.

Si la qualité de la vie s'achève par la qualité de la mort, cette dernière, par son caractère discontinu définitif — surtout, désormais, par l'existence de moyens artificiels de l'éviter et donc de prolonger certaines vies —, pose aux médecins des questions de conscience qui relèvent d'un débat, puis d'une décision de la société. L'acharnement thérapeutique a pu avoir sa justification. Il a permis d'établir des méthodes applicables à d'autres affections, moins graves et à séquelles plus légères, mais tout aussi mortelles à la période aiguë. Mais il est indispensable de bien délimiter les cas désespérés des autres afin que des thérapeutiques excessives ne soient plus infligées. Cette attitude raisonnable et responsable est un bien physique pour le mourant d'abord, affectif et sentimental pour la famille ensuite, réaliste et économique pour la société, enfin.

Toute une série de cas particuliers reste toutefois sans réponse parce que notre morale judéo-chrétienne, continue, lors des vides juridiques, à déterminer nos conduites. En effet, le droit à sa mort n'a pas encore fait l'objet d'études médicales, juridiques et sociales suffisamment approfondies, pour qu'une doctrine humaine sans sensiblerie ni arrière-pensée économique se dégage. Il faudra, pourtant, que ce droit individuel puisse s'exprimer autrement que dans le drame produit par des thérapeutiques prolongeant des vies purement organiques, qui se dénoue par une décision de la justice ou l'euthanasie violente. Toutefois, le droit de décider de la mort ne relèvera jamais d'une médecine humaine; seule une aide à la mort n'est pas exclue dans des conditions extrêmement particulières et relevant des seules consciences. La médecine peut aussi, malheureusement avec bonne conscience, être génératrice de drames, de calvaires pour les patients et (ou) leurs familles, alors qu'autrefois la mort naturelle évitait de longs supplices à défaut de la souffrance physique et de la peine. C'est pourquoi le médecin, qui ne doit jamais donner la mort, peut, dans des circonstances d'exception — intégrant exclusivement l'intérêt de l'être potentiel (embryon) ou formé (nouveau-né ou adulte) dans son environnement familial — ne pas utiliser les moyens médicaux importants pour maintenir, non naturellement, la vie. En revanche, il ne pourra jamais substituer l'intérêt de la société à celle de l'individu, notamment si cet intérêt est essentiellement — ou exclusivement — économique. Dans le cas de l'embryon, personne humaine mais non encore indépendante, le médecin peut (et doit) procurer à la mère ou au couple toutes les informations scientifiques et techniques qui leur permettront, en toute connaissance, un jugement éclairé afin d'aboutir à l'interruption volontaire de grossesse pour anomalie embryonnaire. Lors des décisions éthiques, le médecin a le devoir d'être une source objective de connaissances scientifiques. Ses incitations — comme ses oppositions — pour des raisons personnelles, fussent-elles d'ordre moral, sont des entraves inadmissibles à la liberté du patient et de sa famille, aliénée par une rétention d'informations procurées au médecin par sa formation. Le médecin doit restituer ses connaissances aux autres membres de la collectivité qui n'ont pas eu ou pu avoir accès à ce savoir déterminant, qui leur permettrait de prendre une vraie décision humaine, surtout si elle est très grave. La décision revient aux responsables naturels (patient lui-même; sa famille, s'il est dans l'impossibilité psychique définitive de le faire; la mère ou le couple, s'il s'agit d'un nouveau-né ou d'une interruption volontaire de grossesse) de cette vie à qualité néfaste pour cette victime du hasard qui a été empêchée par l'homme d'atteindre rapidement son terme, c'est-à-dire la mort.

Les médecins, notamment les obstétriciens et les néo-natologistes, s'ils ne veulent pas — pour une gloire technique ou soutenue par la bonne conscience judéo-chrétienne — faire supporter le calvaire à l'être sauvé et à sa famille, en gardant pour eux le succès, ne doivent pas séparer, lors de leurs indications thérapeutiques, le présent immédiat du futur prochain. Même si le supplice procède de la bonne conscience morale, il ne devient pas, sous couvert d'une absence de réactualisation morale — en rapport avec les progrès humains et techniques, ou désir de progrès pour d'autres malades — un acte acceptable par une médecine humaine. Espérons, pour les malades, que l'heure des ingénieurs de santé n'aura jamais son avènement.

La qualité de la vie liée à la médecine ne relève pas seulement de la médecine curative et des questions métaphysiques qu'elle pose parfois. La qualité de la vie, pour l'individu, c'est aussi un confort corporel et mental, ainsi qu'une optimisation de ses diverses possibilités physiques et psychiques. Cette médecine — considérée de luxe par certains, normale, sinon de nécessité, dans nos sociétés de consommation pour d'autres — joue déjà un rôle important, qui s'accroîtra de façon très rapide et très intense dans les prochaines décennies. Il en résultera un marché très vaste, très important, économiquement préoccupant.

Cette médecine de convenance, quel que puisse être son intérêt individuel et collectif, ne peut être assimilée à une médecine de soins, même si ces deux activités reposent sur des fondements scientifiques et techniques identiques et peuvent être exercées conjointement. Sa motivation est différente; elle est un supplément de qualité pas une fatalité qu'il faut conjurer, un choix personnel pas une nécessité. Elle n'implique donc pas la solidarité. Si les Français souhaitent ne pas détruire leur remarquable système de protection sociale, une définition rigoureuse des domaines de chacune des médecines, avec des révisions périodiques s'impose. En effet, un manque de discernement produisait une impasse économique, au nom de laquelle les changements radicaux peuvent être envisagés. Il est, en effet, vraisemblable, compte tenu des progrès techniques d'une part et de l'évolution du marché des produits et appareils de santé d'autre part, qu'une polyvalence, notamment des appareils, s'imposera (santé et télévision, santé et ordinateur domestique, capteurs à fonctions multiples pouvant prendre le pouls, la tension, l'ECG, télématique à domicile) et allègera les charges financières.

Toute une série d'explorations systématiques, pour apaiser des anxiétés injustifiées dépendant de ces appareils, quitteront la médecine de soins et de surveillance pour accéder à celle du mieux-être. Une réflexion générale, avec des révisions périodiques, est nécessaire, même si ses conclusions sont impopulaires. En revanche, s'ils sont exclusivement utilisés à des fins médicales, et permettent simultanément de réduire les dépenses de santé par une surveillance médicalement obligatoire (hospitalisation à domicile, télé surveillance de personnes âgées chez elles...), certains équipements, bien qu'ayant des fonctions polyvalentes, devront rester dans le domaine de la médecine de soins. La polyvalence, donc la banalisation, conduira à la "démédicalisation" de certains instruments et à la disparition du monopole. Une ouverture d'une concurrence par extension du marché se créera. Elle permettra un effondrement des prix, favorable aux consommateurs, aux industriels et à la société, tout en atténuant le coût de la solidarité. Cette démédicalisation implique un transfert de responsabilités aux citoyens, reposant sur une formation initiale et permanente. La qualité de la vie individuelle et collective pourrait, dans cette perspective, s'accroître de façon très importante, tout en entraînant une réduction de dépenses. Le bénéfice pourrait être transféré vers d'autres domaines de la médecine, dont l'expansion est indispensable pour réduire les effets des maladies, des accidents, et améliorer les conditions de la mort. Après avoir esquissé la situation mouvante de la médecine du mieux-être nous voudrions prendre quelques exemples afin de développer notre conception.

L'étude de quatre domaines d'exercice particulier nous permettra de montrer l'urgente utilité d'une classification connue et admise par tous les Français. Mais il faut aussi, dans un souci d'équité sociale, trouver des solutions particulières pour que ces médecines du mieux-être ne soit pas un luxe réservé aux seuls individus fortunés. La concurrence-complémentarité hôpital public-clinique privée, pourrait permettre de trouver un équilibre favorable à tous, sans instaurer d'interdits ou de privilèges excessifs. Mais il faut éviter deux écueils : augmenter les dépenses de santé dépendantes de la Sécurité sociale et, en même temps, ne pas faire deux médecines du mieux-être, l'une de bas niveau médical, démagogique, pour indigents de la qualité de la vie, et l'autre luxueuse.

La médecine du physiologique comporte, notamment, la médecine des activités physiques et, plus particulièrement, la médecine du sport et de la remise en condition. Cette médecine, commune aux sports de compétition en passant par l'amateurisme, et la "remise en forme physique" — désormais très demandée — ne relèvent bien évidemment pas, pour une grande partie de ses activités, de la médecine de soins. Mais la rééducation des accidentés et des cardiaques ou le ré-entraînement au travail ne sont que le prolongement de la médecine curative, bien que certaines méthodes soient proches de la médecine sportive. Ce sont les motifs de consultation, et non les techniques médicales, qui sont à l'origine du classement de l'acte. Quant au thermalisme thérapeutique, il ne doit pas être confondu avec les activités des instituts de "remise en forme" ou de "rajeunissement" qui, même s'ils disposent — et c'est souhaitable — de services de consultations médicales, ont des objectifs différents. La diététique, très à la mode — et marché potentiel probablement important — source indéniable d'une bonne qualité de vie, dépend d'excellentes bases biologiques et médicales qui s'appuient sur des découvertes faites en pathologie métabolique et nutritionnelle. On ne peut assimiler les motivations esthétiques, par exemple, et certaines obésités-maladies. Les limites ne sont pas toujours aussi simples qu'il y paraît à première vue, d'où la nécessité d'une caution médicale et d'un diagnostic précis, sans accaparement ni médicalisation systématiques.

La médecine des petits maux a des frontières plus difficiles à délimiter car certains signes cliniques mineurs sont parfois les premiers symptômes de maladies sérieuses, voire graves ou, même, mortelles. La médecine ne peut donc pas se désintéresser de cet ensemble mais, à l'inverse, elle ne doit pas, une fois les preuves clinique et paraclinique apportées, entretenir, pour des raisons psychologiques — ou, malheureusement, parfois, financières — le doute quant au classement des troubles dans le cadre de la médecine du mieux-être. Les maux de tête sans substrat lésionnel patent, les règles douloureuses, les courbatures d'efforts, les "douleurs" de certaines personnes âgées, les "coups de soleil", ainsi que certains incidents de la vie domestique du sport ou du bricolage, devraient être écartés de la médecine de soins classiques ouvrant droit à la solidarité. Tous ces petits troubles, tant qu'ils restent des désagréments et non des affections pathologiques au sens strict, devraient être à la charge de l'individu, non de la société. Casser, en bricolant chez soi, un outil onéreux n'ouvre pas droit à son remboursement par la Sécurité sociale, mais la coupure nécessitant la pose de trois ou quatre points sur la peau — apparue pourtant simultanément — entraîne le remboursement des soins par la caisse maladie. Ces deux risques, matériel et personnel, sont de même nature et ne devraient pas conduire les voisins du bricoleur, par solidarité, à participer à la dépense de soins. Ou l'individu admet être son propre assureur, ou il prend une assurance volontaire couvrant les risques qui n'incombent pas à la collectivité.

Le vaste domaine, en pleine mutation, de la sexualité pose — et posera — de plus en plus de questions de limites difficiles à préciser, compte tenu notamment des conséquences d'une grossesse non désirée. Il faut que la solution proposée, puis arrêtée, ne le soit pas pour des raisons morales ou démographiques occultes. Les contraceptions orales, ou par stérilets, sont incontestablement des facilités offertes aux individus et à usage volontaire pour une satisfaction exclusivement personnelle. Elle relève donc du financement privé. Mais les rares incidents ou exceptionnels accidents pathologiques qui peuvent en résulter relèvent de la médecine de soins ainsi que leur prophylaxie. Il serait donc logique d'instaurer un double système d'accès à cette médecine du mieux-être. Le recours à toute contraception devrait être une prescription médicale précédée d'un bilan clinique et paraclinique, entrant dans le cadre d'un bilan périodique de santé. Puis, selon les groupes d'âge, la surveillance de la contraception deviendrait, ou non, un cas particulier de la médecine préventive à caractère prophylactique (cancer de l'utérus, accident cardio-vasculaire). Ces examens, ou actes de médecine du mieux-être, seraient fondés sur des études épidémiologiques, et non sur des raisons économiques évidentes, justifiant de transférer la médecine du mieux-être vers la médecine de soins. Si la femme n'a pas les moyens financiers d'assurer cette contraception elle doit trouver des organismes publics qui, à prix coûtant (donc faible), mais pas gratuitement — et non remboursé par la Sécurité sociale — assureront ce service public. Si, au contraire, pour des raisons personnelles de facilité ou de convenance, la consultante souhaite avoir "son gynécologue", la consultation doit rester intégralement à sa charge. De même, les troubles de la sexualité — aux conséquences parfois dramatiques pour l'individu, le couple ou la famille, avec leur cortège de consultations de sexologues et psychiatres — devraient dépendre, eux aussi, d'un double secteur de soins, comme la contraception, afin que le tri initial entre l'affection pathologique et le regrettable soit médical dans tous les cas.

La médecine de l'esthétique deviendra, probablement, un secteur d'activité en expansion rapide lors des prochaines années. L'immense glorification médiatique, en particulier, de la jeunesse physique conduit tout naturellement beaucoup de femmes — et désormais de plus en plus d'hommes — à vouloir garder leur "capital jeunesse", à fonction sociale et de relations extrêmement importante et diversifiée dans les sociétés développées. Comme la médecine et, désormais, surtout, la chirurgie procurent des moyens multiples, le marché de cette médecine du mieux-être s'accroîtra très probablement dans des proportions considérables. Il ne faut pas, à nouveau, confondre deux concepts différents de la même activité chirurgicale, à savoir la chirurgie plastique et reconstructrice et la chirurgie esthétique. La première fait suite à un accident (malformation congénitale, pathologie traumatique ou exérèse d'une tumeur par exemple) et relève de la solidarité. La seconde résulte d'un choix esthétique personnel ou d'un désir de combattre une évolution normale, ou accélérée volontairement — consciemment ou non (alcoolisme...) — du vieillissement de l'être humain. L'esthétique dominante promue par la mode — exacerbée pour des motifs économiques évidents — fait de cette perte de jeunesse une tare, qui risque de devenir pour beaucoup insupportable. La beauté, selon les critères d'une époque, est incontestablement une chance pour celui qui la possède; mais elle repose sur de si nombreux facteurs (taille, proportions, formes, poids, coloration...) que le hasard génétique est maître. En ce domaine, comme en beaucoup d'autres, l'inégalité règne mais les améliorations sont désormais possibles. Néanmoins, il ne faut pas que la pratique humaine aggrave encore la fatalité biologique. Si l'investissement dans le beau corporel s'apparente à celui fait dans la cosmétologie, la parfumerie, l'habillement, il correspond aussi à la réparation d'une disgrâce naturelle inégalitairement répartie. Comme une économie de marché a pour ambition d'avoir un grand secteur concurrentiel — et que l'esthétique corporelle en deviendra une partie non négligeable —, on peut fort bien envisager de disposer d'un secteur privé, où l'exigence de luxe hôtelier et de notoriété soit élevée et, par là même, très onéreux; par ailleurs, un secteur public à prix coûtant bas, lui aussi non remboursé par la Sécurité sociale, proposerait des prestations médicales identiques mais sans environnement luxueux. Ainsi, comme pour les voyages en avion les utilisateurs auraient la même prestation quant au résultat, mais la première classe et la classe tourisme ne disposeraient pas des mêmes possibilités durant le service. Cette pratique fournirait, aux CHU notamment, des possibilités appréciables de formation de praticiens de grande qualité — actuellement parfois contestés — qui, lors de leur passage dans le secteur privé, entraîneraient par leur notoriété et leur nombre, une concurrence favorable aux utilisateurs.

Cette démocratisation du mieux-être physique, sans surcharge pour la Sécurité sociale, pourrait avoir une valeur éducative exemplaire dans d'autres domaines. Ainsi, la médecine du mieux-être, sans confusion avec la médecine de soins et sans surcharge financière pour la collectivité, permettrait à la fois des transferts d'activités, de responsabilités financières et d'éducation de la population. Pour que cela soit réalisable il faut que la médecine soit organisée d'une façon qui n'en ferait ni un luxe ni un droit mais un choix personnel parmi d'autres pour une qualité de la vie, appréciée différemment par chacun selon ses goûts et ses moyens. L'économie de marché ne serait pas nécessairement, comme c'est trop souvent le cas, en opposition avec la médecine humaine.

La qualité de la vie, vaste ensemble d'éléments constitutifs, pourrait, au prix d'une rénovation de nos concepts — notamment en médecine, par une responsabilisation de son financement —, être une source de choix, moteurs de la vie humaine dans les sociétés développées à tension marchande croissante. Cependant, les lourdes contraintes financières qu'impose l'indispensable solidarité de la médecine de soins, conduiront, malheureusement, à une inéluctable inégalité de la médecine du mieux-être, dans la mesure où les choix pour les moins fortunés, seront, comme en d'autres domaines, nécessairement limités.

## Le prix des "santés" : la Sécurité sociale menacée

En quarante ans, l'énorme accroissement des possibilités d'exploration de prévention et de traitement de la médecine — et leur développement encore plus rapide à la veille du XXI$^e$ siècle — conduit à des consommations si importantes qu'elles mettent annuellement en péril l'institution de solidarité qu'est la Sécurité sociale. Des réorganisations annuelles, de caractère politique, toujours limitées par des considérations électoralistes entraînent des aggravations croissantes, qui dénaturent le principe même de la Sécurité sociale. Comme la médecine est, désormais, prise entre les producteurs et les fournisseurs de produits et d'appareils et les utilisateurs multiples, elle s'intègre mal à un important marché soumis aux ordinaires lois de l'offre et de la demande. Il faut donc penser les prix des médecines de soins et du mieux-être, ainsi que leurs divers financements, selon les règles qui les régissent réellement. Si l'outil et la technique financière doivent être ceux du marché, la philosophie du financement doit être spécifique, humaniste, puisque la vie humaine est en cause, mais rester justifiable en droit et devoir des affaires. Malgré les apparences, ces deux exigences ne sont pas antinomique.

La solidarité face à la maladie et à la mort — présentée initialement comme une notion morale des sociétés développées, presque antiéconomique —, apparaissant pour ainsi dire, comme une charité renouvelée, promue par les doctrines judéo-chrétiennes a, du fait des changements quantitatifs, changée de qualité. En effet, les progrès techniques de la médecine ont conduit à la mise en œuvre de moyens matériels (plateau technique des structures de soins au sens large) extrêmement onéreux, dont l'investissement n'est, en terme économique, concevable que si l'utilisation en est suffisamment générale. Réserver ces médecines lourdes aux seuls individus fortunés conduirait à leur impossibilité financière d'existence, compte tenu de leur prix de conception, de réalisation et enfin d'utilisation. Pour que les plus fortunés puissent bénéficier de la médecine il faut créer un marché de masse de consommateurs de ses produits, mais, même avec ce marché étendu, les prix restent au-dessus des possibilités individuelles des plus pauvres. Comme, heureusement, quelle que soit la fortune de chacun, l'avenir reste — et restera — incertain, l'intérêt de tous, c'est-à-dire l'assurance-vie de chaque individu, passe par cette nouvelle obligation économique qu'est la solidarité permettant l'accessibilité aux moyens de santé pour tous ou personne.

La charité, la pitié, sentiments altruistes toujours limités dans leur expression et le temps, sont heureusement relayés par la solidarité, dont l'occulte moteur égoïste universel assurera efficacement le fonctionnement, grâce à la nécessité. Il est indispensable toutefois que l'Etat veille à ne pas laisser s'instaurer l'exploitation des plus pauvres par les plus puissants. Certes les modalités d'utilisation des ressources médicales continueront, en ce qui concerne les "à côtés" (environnement, cadre, confort, disponibilité immédiate...), à être discriminantes par la fortune mais l'essentiel sera commun ou n'existera pas. Pour éviter des perversions, il est logique que deux grands groupes de médecine humaine soient isolés (de soins et de mieux-être) et que leur financement soit séparé avec, toutefois, des ponts indispensables. Le "tout de droit tout gratuit" est déstructurant pour les valeurs, l'expansion et à terme l'intérêt. A l'inverse, la non-accessibilité à une vie prolongée de qualité — par absence de moyens économiques des victimes du hasard — replongerait nos sociétés dans une nouvelle barbarie légitimant la violence d'un nouveau "*struggle for life*".

Or, actuellement, la solidarité non ou mal expliquée, se nourrit de faux bons sentiments, de faux bons droits, et de faux fuyants. La solidarité ne relève plus, comme nous venons de le voir, du domaine affectif et sentimental mais de l'économie de marché. Elle n'ouvre pas droit à tout, pour tous, en toutes circonstances et en tous lieux, sinon elle envahira toute la vie économique et l'étouffera. Elle ne peut, sous couvert de carrière politique administrative ou médicale être aménagée pour plaire, être populaire et notoire. Ainsi, comme tout passe, en définitive, par les ressources financières, il faut parler vrai sans aucune complaisance à l'égard de quiconque.

Dans la mesure où la solidarité est une garantie universelle de progrès des espérances de santé, la prime d'assurance est logiquement proportionnelle au capital que représente chaque individu — donc à la fortune de chacun — sans tricherie pour faire payer les autres et obtenir les mêmes résultats qu'eux à moindre prix. Pour la justice sociale et l'économie en général, les cotisations ne peuvent continuer à relever des seuls salaires. Des aménagements devront être prévus pour que l'équité entre cotisants et consommateurs soit maintenue. L'hypothèse d'un impôt permanent de solidarité, à révision annuelle, dont le montant doit être connu de chacun — même si le prélèvement est réalisé à la source pour les salariés et les actionnaires par exemple — paraît la meilleure formule. Il devra être totalement affecté à la solidarité et inutilisable par l'Etat, pour éviter que le cas de la scandaleuse vignette automobile, destinée aux personnes âgées et détournée de sa vocation, ne se reproduise.

Le principe du budget de la nation et du budget social totalement séparés sans intercommunication, par subvention ou remboursement interposés, permettrait une vérité des prix et, par là même, des choix éclairés des citoyens. Si des mesures aussi graves sont laissées à l'initiative des partis, factions ou coteries, cherchant le succès, non par l'initiative mais par l'impopularité des autres, un grand projet, fût-il issu d'une grande réflexion démocratique, n'aboutira pas. Ce serait tout à l'honneur d'un grand président de la République s'il parvenait à décoloniser la solidarité nationale en la rendant financièrement proportionnelle aux ressources de chacun. L'intérêt actuel et, plus encore, futur, compte tenu des temps de mise en place de tels bouleversements, exige un courage immédiat. Que les hommes politiques discutent des modalités et que les citoyens prennent, par exemple, par un référendum, leurs responsabilités.

Le financement n'est pas tout, la citadelle qu'est la Sécurité sociale doit être en même temps assiégée. Le gigantesque gaspillage qu'elle tolère doit être arrêté. Il est inadmissible qu'en cette période de difficultés majeures de cette institution, les distributeurs des anciennes "bonnes œuvres" soient des privilégiés quant à leurs conditions de travail, leurs rémunérations, leurs effectifs et leurs équipements. Les pouvoirs doivent être redistribués pour éviter le contrôle des contrôles, source d'improductivité et d'accroissement de dépenses en personnel et matériel. La sidérurgie, le bâtiment et l'automobile ont dû, pour des raisons économiques nationales, revoir totalement leurs fonctionnements. La Sécurité sociale devra subir le même sort. La solidarité, raison d'être de la Sécurité sociale, devra s'appliquer à ses membres comme aux autres citoyens. Elle devra passer avant le principe du droit acquis, sinon comment justifier les bouleversements financiers demandés à toutes les autres catégories sociales pour un budget équivalent à celui de la nation ?

Il faut repenser complètement la partie économique de la solidarité mais, simultanément, réorganiser les pratiques médicales, leur mode de rémunération et les types de remboursement des diverses santés. Enfin, l'équilibre public-privé — abusivement fondé, pour les uns, sur la puissance législative et réglementaire de l'Etat créant le protectionnisme et, pour les autres, sur le pouvoir de l'argent pouvant acheter la puissance — devrait permettre une authentique compétition stimulante sans monopole ni désir de pouvoir.

La fonction de régulation du service public par la concurrence-complémentarité doit permettre à l'Etat, quel que soit le régime politique (de droite ou de gauche), de peser par l'émulation et non par la réglementation inhibante sur les équilibres marchands. Mais cela implique une nouvelle conception du service publique de la santé, notamment dans son fonctionnement (notion de rentabilité de gratification financière des producteurs de richesses...) et dans sa hiérarchie (pouvoir aux responsables et producteurs effectifs). De même la Sécurité sociale devrait être gérée comme une banque de la solidarité nationale, dont les ressources seraient arrêtées par le législateur et contrôlées annuellement par lui, selon des méthodes comparatives (comparaisons avec les banques, les organismes mutualistes, les assurances privées...).

Les quelques exemples que nous avons choisis parmi beaucoup d'autres permettent non seulement d'entrevoir les énormes progrès accomplis par la médecine mais aussi les difficultés humaines, et de toute nature, qu'ils ont engendrées. L'évolution favorable pour l'homme de cette anti-entropie qu'est la médecine implique une autre fonction d'ordre, sans cesse réajustée, pour la diriger harmonieusement vers un mieux-être croissant de l'ensemble de la société. Cette remise en cause et en ordre incessante doit disposer d'une théorie générale évitant les ajustements d'opportunité, d'autant que de nombreux secteurs de la vie sociale à règles propres (économie, éthique, psychologie, politique...), sont désormais totalement liés à la médecine pour assurer son développement. Il faut donc analyser l'évolution de ces réglementations passées et actuelles avant d'aborder la seconde partie.

## Chapitre 4

# Progressions scientifiques mais régression sociale de la médecine

En quarante ans, les connaissances et pratiques de la médecine ont radicalement changé; de même, sa situation au sein des activités économiques et sociales des pays développés, ainsi que les utilisateurs de la médecine ont énormément varié. Paradoxalement, pendant la même période, aucune conception philosophique, économique et politique d'ensemble de la santé n'a été élaborée par les universitaires, les praticiens, les économistes ou les politiciens, comme si le problème ne se posait pas. L'administration à technocratisation croissante a donc pris en compte la santé, secteur par secteur, en tranches indépendantes, ministère par ministère, et les a soumis, quelle que soit l'appartenance politique du gouvernement. La continuité technocratique pallia l'absence de prise en compte professionnelle et politique. Dans ces conditions, trois secteurs clés de la médecine ont subi des réformes de façons non coordonnées et, pour deux d'entre elles, incessantes : l'enseignement de la médecine, la tarification des actes médicaux par Sécurité sociale interposée, les hôpitaux.

Depuis 1960 il n'y eut pas de rentrée universitaire sans grande ou petite réforme des études médicales. Aucune ne dépassa le niveau matériel de l'organisation des études (programmes, modalités de stages, conditions d'inscription, cycles d'études...). Pas une fois, l'objectif professionnel des études ne fut évoqué et, *a fortiori*, présenté. Aucune consultation des praticiens installés ne fut organisée, ni même envisagée. Les conséquences des modifications de la formation des étudiants ne fut jamais mise en corrélation avec les conséquences sur les exercices futurs ou présents ! L'année suivante, devant les difficultés matérielles d'application ou à la suite d'opposition, n'ayant à nouveau rien à voir avec les conséquences pour l'exercice de la médecine, la réforme était réformée, abandonnée ou retouchée. La règle depuis cette date fut donc les régimes de transition entre les nouveaux régimes. L'indéfinissable phénomène que fut mai 68, révolution ou psychodrame, accéléra le processus de remise en cause des remises en cause. Cette fois, les réformes à base de participation verbale — à effet illusoire et consommateur d'énormément de temps et d'imagination mais sans pouvoir — engendra n'importe quoi et son contraire. En ce qui concerne la médecine, presque vingt ans de "réflexion" à la base — et de commissionnite à tous les niveaux — engendra : l'absurde, subi par lassitude, puis indifférence, par les enseignants et les enseignés démobilisés et déresponsabilisés. Le pire fut — et demeure — la désillusion infligée à une population d'étudiants soumis au plus néfaste enseignement imaginable et obligés de le subir avant de le pallier, après avoir obtenu leur diplôme.

Depuis à peu près la même époque, la tarification des actes médicaux par assimilation, addition, modification, fondée sur les concepts de théoriciens dépourvus de culture médicale authentique, accentua la confusion. L'évolution de la médecine, ni maîtrisée ni rationalisée par une judicieuse sanction économique, rendait obligatoire cette fixation des rémunérations. La profession n'y répondit que par une attitude syndicale mais, à nouveau, sans aucune conception générale. La course poursuite de type patron-salariés s'engagea tout naturellement entre les caisses de Sécurité sociale et les médecins sans que la médecine invoquée de part et d'autre ne fut présente au débat. La discussion se transforma en négociations et, associée aux absences de conception et de formation cohérente, entraîna le déclin de la médecine générale sans cesse glorifiée mais toujours négligée, abandonnée, voire répudiée. Vers les années soixante-quinze, conséquences du fameux choc pétrolier, les difficultés économiques s'abattirent et s'installèrent sur la Sécurité sociale et, de nouveau, le particulier l'emporta sur le général. Aucune corrélation avec la formation des praticiens et les pratiques médicales d'une part et les financements d'autre part, ne fut envisagée. L'équilibre des comptes, nécessité annuelle impérieuse, fut — et reste — le moteur des réformes traitant les conséquences sans toucher aux causes.

Enfin, depuis 1960, date de la réforme Debré — qui eût une grande idée à sa base : le plein temps hospitalier — aucune réforme hospitalière ne se fonda sur une conception générale médicale ou économique. Ceci est tellement vrai que par absence d'idées de rechange cette réforme mutilée, défigurée — voire ridiculisée — ne fut jamais remise en cause et qu'ainsi les transformations prirent d'autres voies. Les réformes portèrent donc sur la partie administrative des hôpitaux et au mieux sur les relations avec les établissements privés attaqués inutilement sur deux fronts par le service public hospitalier et par la Sécurité sociale. Quant à la médecine et aux médecins, toujours cités, jamais intégrés ne serait-ce que comme les seuls producteurs de la médecine, ils n'ont eu que le rôle d'alibi pour justifier l'institution hospitalière. Lassés par le rôle de figurants, les médecins des hôpitaux ont à tort, par manque de culture économique et administrative — mais aussi par individualisme et peut-être même par facilité et lâcheté — sous couvert de lassitude, laissé le pouvoir à ceux qui l'avaient acquis réglementairement, mais ne pouvaient l'exercer qu'en théorie. Spontanément ou par chantage, les médecins se sont repliés sur ce qui leur restait de médecine exerçable. Cette démobilisation par colonisation administrative des hôpitaux transforma les hôpitaux publics en citadelles sans contact des hospitaliers avec leurs confrères libéraux, à la fois beaucoup plus libres et plus dépendants qu'eux des plateaux techniques. L'économie et l'administration, maîtrisant les médecins au lieu de les associer, ont produit leurs propres difficultés qui, quoi qu'elles fassent, ne seront pas résolues contre — ou sans — les médecins; à moins que l'objectif ne soit de faire fonctionner les hôpitaux sans médecins ni malades.

## Confusion entre technocratie et démocratie

La continuité de l'administration et l'inamovibilité des fonctionnaires ainsi que leur irresponsabilité politique ont, comme contrepartie obligatoire, la limitation de l'activité des grands commis de l'Etat à la gestion au sens large, sans engendrer les décisions politiques et économiques qui relèvent des seuls élus. Les ministres ont certes la maîtrise des grands projets, des décisions et initiatives législatives, mais il s'avère que, compte tenu de la complexité des arbitrages, notamment dans le domaine de la santé et de l'université, l'administration doit nécessairement préparer techniquement les dossiers. Or, les préparations sont tellement élaborées, sans véritable alternative, que le choix politique disparaît de fait, et entraîne cette continuité administrative des réformes, bonnes ou mauvaises, par-delà les changements politiques. Ainsi, de façon occulte mais extrêmement efficace, la haute administration — au travers d'une impérieuse et réelle nécessité de documentation et d'étude des conséquences pratiques financières, syndicales et même politiques — détourne au profit de son institution la délégation de pouvoirs démocratiquement confiée aux élus qui, seuls, ont la légitimité par la sanction élective.

Dans le domaine de la santé, la situation est encore plus grave qu'ailleurs, car, lors de leur formation, les gestionnaires que sont les technocrates n'ont acquis, et pour cause, aucune formation professionnelle médicale, et aucune connaissance pratique de cette discipline de nature extrêmement spécifique. Malgré leurs grandes qualités intellectuelles, ils restent souvent inaptes à vivre la médecine. Pourtant, ils ont la charge de la gérer, c'est-à-dire de la faire vivre en se substituant à ceux qui savent mais ne connaissent pas ce que eux savent. On ne s'improvise pas praticien ou universitaire de la santé et on ne peut, au nom de l'idéologie — fût-elle proche de l'humanisme —, vouloir créer des êtres de raison sans tenir compte de la réalité.

Les médecins ont certainement beaucoup à apprendre de l'administration, mais celle-ci beaucoup plus encore des médecins dans le domaine de la santé. Ce n'est pas en disposant de quelques conseillers, choisis pour des raisons amicales ou politiques, que les ministres de la Santé pèseront sur les choix de leurs administrations. Ce n'est pas en créant des commissions de sages, fréquemment très compétents mais par nécessité tournés vers leur expérience passée — fût-elle prestigieuse —, ou de personnalités en exercice, mais désignées pour des raisons politiques, syndicales ou de pression d'un groupe, que de grands projets émergeront. D'ailleurs, les travaux, souvent multiples et contradictoires, laissent à l'administration la possibilité de coordonner les résultats, c'est-à-dire d'avoir son propre projet, auréolé d'une concertation qui se révèle purement formelle. Ceux qui peuvent proposer ou créer une dynamique sont suffisamment avertis pour savoir que leurs efforts seront sans résultats; ils utilisent donc leurs compétences, voire leur talent, pour des causes plus accessibles ou plus rentables. Dans ces conditions, dressés les uns contre les autres par une méfiance mutuelle, les médecins et les citoyens d'une part et les administratifs d'autre part ne pourront jamais élaborer un projet de santé susceptible de les réunir dans l'intérêt commun. Le repliement des médecins, bientôt intéressés par leur seule médecine (et à terme par eux-mêmes), permet à l'administration, au nom de la réelle nécessité, de s'emparer du pouvoir. Il suffirait pourtant que les vrais, sinon les seuls, responsables de la santé que sont tous les praticiens de la santé de quelle que nature et niveau qu'ils soient, élaborent un projet pour que la concertation s'amorce. Les intérêts particuliers et corporatistes sont toutefois les plus sûrs alliés de la technocratie, pourtant honnie par ceux qui la soutiennent objectivement, parce qu'elle est un moindre mal. La grave maladie de la santé risque de rendre rapidement obligatoire une intervention en pleine période aiguë. Ce serait dommage pour tous.

Etant donné l'impossibilité, technique sinon intellectuelle, pour les hauts fonctionnaires d'exercer directement le pouvoir médical, il était normal que les trois domaines clés de la santé — formation, tarification, hospitalisation — soient investis puis contrôlés. Le rôle du médecin pouvait ainsi être réduit à celui d'un exécutant, d'un technicien supérieur de la santé. Cette démarche, amorcée il y a vingt ans, est sur le point d'aboutir, pour le plus grand mal de la société. Puisque, par nécessité, la médecine ne peut que survivre à l'anti-médecine, fût-elle technocratiquement rationnelle, un conflit politique et social majeur devrait logiquement en résulter.

Tentons donc de comprendre comment et pourquoi, les trois secteurs clés de la médecine technocratisée ont produit l'impasse actuelle afin que — n'oubliant rien mais apprenant beaucoup —, à l'avenir, de telles erreurs ne se reproduisent plus.

Puisque la formation est une nécessité pour l'exercice de quelle que profession que ce soit et qu'elle marque énormément les comportements ultérieurs des individus qui en ont bénéficié, surtout si elle est longue — comme c'est le cas de la médecine —, son contrôle acquiert un intérêt considérable. En médecine, l'enjeu est encore plus grand que pour les autres professions à durée de formation équivalente. L'implication humaine débouche sur des conséquences économiques qui intéressent toute la population et risquent de submerger le pouvoir politique, rempart de l'administration.

La médecine tirait une grande partie de sa notoriété du prestige de ses maîtres, qui transmettaient savoir, savoir-faire et souvent même savoir-être à des élèves conscients d'entrer dans une profession à fonction humaine essentielle. La mise en cause de la hiérarchie, pour des raisons démagogiques pour la droite et idéologiques pour la gauche, la perte de notoriété, la banalisation des actes médicaux et la prolétarisation par le nombre, ont fait perdre une crédibilité indispensable à l'efficacité médicale. La dévaluation des tarifs médicaux a fait passer la rémunération de la médecine en dessous de celle des activités vétérinaires et artisanales. Tous ces abaissements résultent de décisions politico-administratives prises dans les conditions évoquées plus haut. De plus, et peut-être surtout, le discrédit est venu de l'absurdité de la formation reçue par les étudiants et les praticiens et, enfin, confusément mais massivement, par les citoyens. Or, ces modifications relèvent de la seule administration, dont l'intelligence de ses membres ne permet pas d'envisager que cette longue et convergente série d'erreurs puisse résulter de la seule malchance. Elle ne peut qu'être voulue pour "casser le pouvoir médical" et s'en emparer. L'organisation des enseignements et des examens par exemple, détaillée plus haut, ne laisse malheureusement aucun doute à ce sujet.

Sans verser dans la fiction, et contrairement à toutes prévisions, c'est certainement dans le domaine de l'enseignement supérieur que la mainmise technocratique peut se développer de façon extrêmement importante, grâce aux possibilités de l'audiovisuel et de l'informatique. L'utilisation des propositions suivantes, même si elles ne sont ni utopiques ni même difficiles à mettre en œuvre, conduirait à la robotisation et à la déshumanisation de la médecine. Certains imaginent que l'enseignement théorique de chaque discipline pourrait être confié à deux ou trois enseignants pour toute la France. Ces enseignements mettraient en scène et en images leurs cours sur bandes magnétiques vidéo, l'administration se chargeant alors de la diffusion, sur canal codé par exemple, assurant à chaque étudiant la réception à domicile de l'enseignement. La réactualisation annuelle permettrait aisément une intégration rapide des nouvelles découvertes dans l'enseignement. De même, les enseignements dirigés pourraient être assurés en utilisant les méthodes — désormais disponibles — d'enseignement assisté par ordinateur, selon les mêmes voies de diffusion. Enfin, les examens par QCM et leurs variantes seraient corrigés par ordinateur et seraient sous la seule responsabilité de l'administration.

Cette description ne relève pas de la seule imagination; l'actuel concours de l'internat en est un exemple — certes encore imparfait — mais rapidement "améliorable" dans le sens décrit ci-dessus. Au nom de la personnalisation de l'enseignement pour chaque étudiant (adaptation du rythme de l'enseignement à l'élève, avec complément de formation pour combler des lacunes éducationnelles antérieures...) et de l'efficacité financière, ces enseignements à domicile par transfert électronique du savoir au lieu des déplacements physiques des enseignants et des enseignés, sans facultés à construire et à faire fonctionner pourraient paraître des solutions humaines et, d'un point de vue économique, idéales. Seuls les enseignements pratiques relèveraient des médecins des hôpitaux à qui seraient confiés, en stage, des étudiants en fin de deuxième cycle, par exemple. Quelques centaines d'enseignants pourraient assurer la charge de production des enseignements, laissant à l'administration le rôle de la gestion de cet enseignement. Séduisant pour l'enseignant devenu pur esprit du savoir, pour l'étudiant débarrassé d'une partie des contraintes matérielles, pour la société moins sollicitée financièrement pour un résultat présenté comme supérieur, pour la technocratie pouvant manipuler producteurs et diffuseurs des enseignements, cette nouvelle pédagogie auréolée de la modernité et de la rationalité, conduirait pourtant au plus grand marché de dupes du XXI^e^ siècle.

Ces méthodes doivent être formellement bannies de la formation initiale des médecins et des professions de santé. En effet, dans l'intérêt des malades et de la société tout entière — compte tenu précisément de la technicité croissante de la médecine et de la multiplication des possibilités d'exploration paracliniques du corps humain —, il faut former des médecins médias entre le malade et la technique et non des ingénieurs de santé. Une formation de l'esprit, et non une accumulation des connaissances, doit être transmise en donnant aux futurs praticiens les moyens de démarches intellectuelles générales, de modes de pensée en fonction des machines — et non par les machines —, une épistémologie de la médecine et de ses exercices débouchant sur une pratique humaine. Le savoir mémoriel, qui occupe, malheureusement, encore plus de 95 % de l'enseignement médical, pourrait presque ne devenir qu'accessoire puisque l'automation peut déjà, mieux que la mémoire humaine, en assurer la permanente disponibilité. Or, ces formations de l'esprit, et non de la seule mémoire, indispensables à la poursuite de la progression du savoir et de son utilisation efficace ne peut résulter, en médecine, que de la transmission du maître à l'élève par un compagnonnage intellectuel. Ainsi, ni l'allongement des diverses formations ni la spécialisation ne sont des réponses satisfaisantes pour intégrer l'accroissement constant des connaissances puisque les capacités mémorielles humaines, individuelles, entre autres, sont déjà totalement dépassées. Il faut donc que le savoir se limite aux savoirs méthodologiques généraux (qui sont, eux aussi, déjà en accroissement énorme) permettant l'accès au savoir-outil rendant possible la pratique. Paradoxalement, plus les techniques deviendront performantes — et, notamment, celles de l'information au sens le plus général du terme —, plus l'enseignement socratique mais à maîtres multiples deviendra une nécessité pour faire émerger le savoir-faire et le savoir-être à partir du savoir, devenu lui-même outil.

Quant à la tarification des actes médicaux, par son caractère de note d'épicerie, désormais vigoureusement défendue par les syndicats professionnels incapables de se faire entendre en utilisant un autre langage, elle a dénaturé la médecine. Elle a fait passer l'outil avant l'idée, l'instrument avant le médecin, la prestation de service avant la consultation. Même en médecine, le langage entre responsables syndicaux et les administratifs de la Sécurité sociale ne relèvent plus que de l'économie politique marchande. La recherche d'autres voies novatrices de la rémunération des activités de santé a, de ce fait, disparu. L'administration a cru créer par la tarification, l'outil idéal de mesure, de comparaison, d'orientation, de contrôle et, même, de répression de la médecine; en réalité, elle n'a fait que produire que sa propre faillite. L'homme est ainsi fait, fût-il médecin, que lorsque l'intérêt personnel est puissamment menacé, les règles les plus minutieuses et les plus précises sont toujours contournées. Toute activité individuelle qui n'est plus dignement rémunérée à sa juste valeur, même si elle est importante ou essentielle pour la collectivité, est négligée puis abandonnée et, enfin, remplacée par d'autres plus gratifiantes moralement et pécuniairement. C'est ainsi que les consultations médicales du généraliste et du spécialiste, attentives avec leurs interrogatoires très minutieux, leurs examens cliniques détaillés, sources d'informations humaines essentielles — qui évitent de multiples explorations paracliniques inutiles, voire néfastes — ont été remplacées après être tombées en désuétude. Les examens paracliniques systématiques, multiples, onéreux, sont prescrits promptement pour gagner du temps Les résultats sont ensuite parcourus rapidement lors d'une deuxième consultation, s'achevant par un appel à des spécialistes plus ou moins nombreux. Les conclusions, qui sont rassemblées en un temps minimum lors d'une troisième consultation, remplacent l'authentique consultation médicale, dévalorisée moralement et financièrement. De plus, la multiplication des actes atténuant la responsabilité morale du médecin a permis de retrouver un niveau de rémunération acceptable, sinon satisfaisant, de l'activité médicale. Initialement, par nécessité économique, l'utilisation des "machines médicales" a transformé la pratique professionnelle mais, très rapidement, des utilisations abusives ont eu des conséquences désastreuses sur l'exercice médical par les exigences interposées des malades. Les pièges tendus se sont refermés sur leurs auteurs et ont produit des effets cent fois plus néfastes que ceux qu'ils étaient sensés combattre.

Dans le domaine de l'hospitalisation, enfin, les résultats furent plus négatifs encore. En effet, les réformes hospitalières postérieures à celles inspirées par le professeur Robert Debré, en 1960, ont toutes eu comme seuls objectifs d'accroître les pouvoirs de l'administration et de réduire ceux des médecins en les confinant dans un rôle de techniciens exécutants, irresponsables. La droite, par sa loi de décembre 1970, "portant réforme hospitalière", et ses décrets et arrêtés subséquents, a donné aux directeurs des hôpitaux un pouvoir théorique presque discrétionnaire, puisque seuls le budget et quelques autres attributs sans importance pour le fonctionnement réel de l'hôpital ne relèvent pas de sa seule compétence. De plus, le budget, qui est une prérogative du conseil d'administration de l'établissement (où les médecins ne comptent pas plus du quart de l'effectif), était préparé par l'administration, donc, de fait, par le directeur selon la formule technocratique en vigueur dans les ministères. Les directeurs d'hôpitaux de toutes catégories — malgré leur compétence administrative, souvent excellente — ne pouvaient, par absence totale de compétence médicale, que manifester leurs responsabilités théoriques. La recherche d'un compromis avec les médecins pour éviter les conflits a entraîné une dilution ou, même, dans certains domaines, une disparition du pouvoir réel, par impossibilité pratique de l'exercer. La situation de chaque hôpital dépend énormément des personnalités en présence et des habitudes qui se sont instaurées au cours des cohabitations ou conflits antérieurs. Les médecins et l'administration n'ont, dans ces conditions, pu produire qu'inadaptation, irresponsabilité et gaspillage, dans un secteur dont les dépenses correspondent à plus de la moitié des dépenses de santé de la Sécurité sociale. Cette remarquable incurie technocratique légale et réglementaire est la honte de nos hôpitaux publics.

Sait-on, en effet — pour prendre un exemple parmi de nombreux autres —, qu'en choisissant d'être hospitalisé dans le service du Dr X, celui-ci n'a aucun pouvoir théorique et pratique sur l'"hôtellerie" de "son service" et n'a aucune autorité autre que morale sur le transport des malades de service à service ou, pire, dans "ses propres salles d'opération" ! Sait-on que les brancardiers, aides soignantes, infirmières, secrétaires — et même médecins adjoints — relèvent de la seule autorité de l'administration et que toute sanction, demande de changement de service, ou simplement, avertissement doit être décidé par l'administration, à la demande du chef de service et après avis de plusieurs commissions ? Sait-on que les crédits pour l'équipement médical ne sont nullement liés à l'activité du service autrement que par le bon vouloir émergeant de discussions avec l'administration. Sait-on, enfin, que les chefs de service sont des généraux sans armée ni pouvoir autre que celui pris grâce à leur notoriété personnelle ou par le chantage au scandale ? Ainsi, la crainte des conséquences des conflits conduit l'administration qui se sait incompétente mais gérante de la médecine à céder à la pression non parce qu'elle est justifiée mais parce qu'elle est dangereuse!

Cette absurde organisation ne peut que produire un climat conduisant parfois au conflit souvent à la lassitude et, enfin, toujours, à l'indifférence des médecins protégés par une irresponsabilité totale à l'égard des malades de l'hôpital (sauf pour leurs actes médicaux), de la Sécurité sociale et de la nation.

La nouvelle loi hospitalière de la gauche, corrigeant la précédente jugée trop libérale, a aggravée cette dernière en reprenant des projets que l'élection présidentielle de 1981 n'avait pas permis de mettre en place mais que l'administration avait préparés de longue date. L'idéologie dominante du début du septennat de Monsieur François Mitterrand avait pu les promouvoir au nom d'une lutte des classes technocratiques et médicales. La départementalisation de l'hôpital — c'est-à-dire le regroupement autoritaire de plusieurs anciens services, supprimés mais toujours fonctionnellement existants par nécessité, gérés par un conseil de département, véritable petit soviet de santé —, devait sauver l'hôpital comme le marxisme, les pays de l'Est. L'absence totale de participation médicale à la mise en œuvre de cette loi et de ses décrets rendit l'opération impossible jusqu'en avril 86. Les résultats des élections firent différer l'application de cette loi de démédicalisation des hôpitaux.

Puisque le pire est toujours possible, une large information des médecins, des hommes politiques et des citoyens paraît s'imposer.

Ainsi, les réformes de la formation, de la tarification et de l'hospitalisation furent toutes des échecs soigneusement cachés aux responsables politiques et à la population continuant à croire que les difficultés de la Sécurité sociale relèvent de la fatalité. Les médecins, par inexpérience de la gestion devant l'ampleur prévisible des conflits et de leurs conséquences — notamment pour eux-mêmes — ont accepté de ne pas savoir et de ne pas faire savoir. Maintenant, nous savons et ne pouvons plus nous taire : l'ampleur du désastre financier imposera une solution draconienne puisque l'équilibre de la protection sociale de chacun d'entre nous est en cause. Evitons donc une révolution médico-sociale. Commençons par admettre que ceux qui savent proposent, et que la nation choisisse après une objective et vaste information. Il est affligeant pour tous, et scandaleux pour les non-bénéficiaires par incurie, que la médecine en progression constante et rapide depuis quarante ans, source de mieux-être pour beaucoup, soit, pour des raisons non médicales l'origine d'un crac économique de la solidarité qui réduirait son action bénéfique de façon temporaire ou durable.

## La destruction du pouvoir médical, aberrante solution technocratique des difficultés

Vouloir, en les soumettant à une réglementation inutilement sans cesse plus contraignante et à une tutelle de plus en plus envahissante — et, simultanément, de plus en plus inadaptée médicalement — transformer les médecins en des techniciens exécutants, ne peut que conduire à des échecs. Ceux-ci seront progressivement plus nombreux et beaucoup plus subis par la société tout entière que par le corps médical. Le phénomène de nivellement vers le bas des notoriétés reposant sur une authentique richesse intellectuelle, au profit d'une richesse financière, est une évolution naturelle de toutes les sociétés à développement rapide et continu. Ce phénomène repose sur deux mécanismes psychologiques dont la connaissance permet de comprendre la démarche technocratique à l'égard des médecins. Le premier processus : la substitution de l'avoir financier à l'être intellectuel s'explique par la puissance qu'offre désormais, dans les sociétés marchandes, l'argent possédé par un individu et permet de comprendre que toute réduction par voie administrative de la rémunération médicale est, même si l'impôt rééquilibre les situations finales, une promotion du technocrate inhibant par le médecin inhibé. Le deuxième mécanisme est intellectuellement extrêmement pervers mais gratifiant pour le perverti. Il correspond à l'illusion "caméléonesque" du savoir par teinture culturelle, qui permet de parler avec ceux qui savent de ce que l'on ne connaît pas et, ainsi, imaginer avoir transformé son non-savoir en connaissance et, simultanément, le faire croire à ceux qui savent. Le technocrate, par exemple, qui a contresigné vingt plans d'un bloc opératoire finit par expliquer au chirurgien comment il faut construire et équiper son propre bloc puisqu'il a, lui, l'expérience et le pouvoir administratif alors que le chirurgien n'a que le savoir. Ainsi, s'installent des relations fausses dans le couple administration-médecin, qui conduisent parfois à la duplicité ou à la prostitution intellectuelle, toujours au mépris, puis au désintéressement, à l'irresponsabilité et, comme le transfert de responsabilités est de fait impossible, au gaspillage.

Cette démarche initiée par les technocrates pour prendre le pouvoir, inassumable dans la réalité, se généralise et se retrouve à tous les niveaux de l'activité médicale et, notamment, dans les relations médecin-malade, non — cette fois — pour prendre le pouvoir mais pour le refuser, le nier, tout en le souhaitant. Il en résulte une course à la technicité, c'est-à-dire aux examens paracliniques et aux avis en chaîne de spécialistes, par des rétroactions psychologiques. Cette pratique, induite par la perte de prestige du médecin, a d'importantes répercussions sur les dépenses de santé. L'absence de formation humaine par les facultés — et, notamment, un non-apprentissage du savoir-être relationnel entre individus (voulu par la formation actuelle présentée plus haut) — entraîne des attitudes de supériorité-infériorité, toutes les deux aussi défavorables face au malade et à l'administration. L'absence de dialogue conduit à l'incommunicabilité, au palliatif technique sans vrais contacts humains (tellement consommateurs de temps, qu'ils sont économiquement indéfendables et insupportables), très onéreux pour la société. Sait-on en effet qu'environ 60 % au moins des consultations médicales correspondent à des affections fonctionnelles, qu'il ne faut ni négliger ni entretenir (par incompétence relationnelle humaine ou, pire, par intérêt), mais traiter par un savoir-être et faire que le médecin découvre après une longue formation autodidacte, source d'énormes gaspillages pour la société ? D'ailleurs la multiplicité des consultations de psychiatrie, de psychologie médicale, de sexologie, de conseils de toute nature témoigne de cette insuffisance et alourdit des pratiques qui seraient faciles à éviter. Elle explique aussi la renaissance florissante, en pleine période "scientifique", des guérisseurs, qui vendent du mythe, du mystère, à défaut d'espérance, dont la médecine a perdu la transmission par absence d'éducation de ses médecins et qu'elle pourrait, et devrait, sans charlatanisme, procurer à ses malades.

Comment ne pas, enfin, s'étonner que "l'humanisation" des hôpitaux, des établissements d'enfants ou de personnes âgées ne repose que sur une coquille matérielle vide, alors que l'homme et *a fortiori* le malade ont besoin de l'homme sachant, sympathisant, donc rassurant, et ensuite seulement — et en supplément — du mobilier et de l'immobilier. Comprendra-t-on un jour, qu'en démotivant et déresponsabilisant sans cesse les médecins, les hôpitaux se déshumanisent chaque jour un peu plus et, par voie de conséquence, les médecins en formation, qui n'ont que ce détestable spectacle comme exemple ?

Ainsi, la médecine banalisée, fonctionnarisée et commercialisée sans discernement par envie, jalousie ou puéril désir de pouvoir — non assumable de fait — est le seul exemple, depuis quarante ans, d'une activité en progrès constant et rapide pour le bien de tous les citoyens, à qui une absurde régression morale aux conséquences économiques désastreuses a été infligée par une politique technocratique sans cesse orientée dans le mauvais sens.

**Deuxième partie**

# Esquisse d'une politique de santé pour le XXI$^e$ siècle

Chapitre 5

# D'une ébauche de doctrine à une esquisse de politique

## Prolégomènes à toute politique de santé future

Pour avoir une chance de succès, quel que soit son contenu, il est indispensable que la nouvelle politique de santé du XXI^e siècle repose sur une vaste réforme à grands objectifs humains précis qui devront être expliqués, compris et admis — ou au moins acceptés par nécessité sociale. Elle devra proscrire les changements partiels et conjoncturels à rétroactions contradictoires, démobilisantes, déstabilisantes et déstructurantes, qui conduisent aux prises immédiates d'avantages, au désinvestissement intellectuel et financier ainsi qu'à d'énormes gaspillages. Après un unique changement, radical et aigu — mais extrêmement réfléchi et soigneusement préparé — des formations et pratiques bannissant à jamais la réformite opportuniste, il faudra rétablir une continuité par un minimum d'ajustements périodiques, toujours de détails et allant dans le même sens.

Quant au contenu général, il faut distinguer les niveaux techniques, économiques et politiques ou idéologiques et ne les confondre en aucun cas, sinon les erreurs du passé se reproduiront et l'échec sera à nouveau assuré. Le plan technique — nécessairement indépendant des idéologies et opinions politiciennes — doit avoir pour objectif primordial, sinon exclusif : l'optimisation des moyens afin de satisfaire au moindre prix mais sans abaissement de la qualité, les besoins de tous ou, à défaut, du plus grand nombre. Les hommes politiques doivent admettre de limiter leur action à la fiscalité et au financement de la solidarité pour orienter positivement — ou négativement — les options des gouvernements du moment. Ainsi, lors d'alternances démocratiques, "l'outil santé" pourrait toujours être réorienté et davantage utilisé dans une direction ou dans une autre, mais sans bouleversements des structures. S'il est politiquement concevable de modifier la fonction de l'outil, sa destruction pour des raisons idéologiques est, en revanche, insupportable. Un consensus national très majoritaire sur l'outil de tous — la santé le mérite en effet autant que la Défense nationale — paraît pouvoir émerger, si les confusions idéologiques et politiques sont soigneusement évitées. Un contrat moral entre les partis politiques sur l'"outil santé" devrait même être passé. La santé, ne serait-ce que pour satisfaire les électeurs, vaut bien une paix, d'autant que la guerre politique restera toujours largement possible sur les choix fiscaux et financiers permettant à chaque parti d'avoir son propre programme politique de santé.

Nous allons présenter dans la seconde partie et la troisième partie une ébauche de doctrine d'organisation de la médecine et suggérer des propositions politiques pour améliorer la santé publique.

## Quelle médecine, à quelles conditions et comment ?

La médecine peut être assez aisément subdivisée en médecine de soins et médecine du mieux-être. Le classement initial de chaque cas dans l'un des deux groupes devrait être uniquement médical. Comme une frontière assez large persistera et ne pourra relever des seuls critères techniques, les partenaires sociaux devraient participer à la définition de la nomenclature et en assumer, conjointement avec les médecins, la responsabilité. Quant à leur contenu respectif, ces cadres nosologiques varieront beaucoup dans le temps en fonction des demandes des utilisateurs pour accroître la qualité de leur vie. Les progrès techniques offrent sans cesse de nouvelles possibilités et les pressions économiques obligent à rechercher un équilibre acceptable entre les prélèvements obligatoires assurant la solidarité et les autres besoins à satisfaire. Pour cette raison, il faut d'emblée savoir que, si le principe de solidarité pour les soins est intangible, il ne pourra, en revanche, jamais plus y avoir pour chaque affection particulière un droit acquis immuable.

Si cette division des activités de santé est médicalement logique, elle est, surtout, économiquement indispensable. En effet, dans une société développée, la charité est dépassée pour des raisons économiques : l'insuffisance des ressources assurées par le seul volontariat, face à des besoins désormais énormes. La solidarité s'impose pour respecter la vie humaine menacée, éviter des conflits sociaux majeurs et s'opposer à une régression des soins à procurer à tout malade. Une synonymie entre la médecine de soins et la solidarité d'une part, et la médecine du mieux-être et le choix personnel d'autre part, devra donc exister.

Pour que la médecine de soins apparaisse, au XXIe siècle, comme un droit de la personne et acquiert une autorité morale et juridique générale, il faut que les solidarités catégorielles disparaissent, même s'il faut les faire renaître à l'aide d'assurances complémentaires volontaires, à caractère mutualiste ou non.

Celles-ci pourraient alors, comme toute assurance, couvrir des risques variables — voire pris volontairement — ou, même, la médecine du mieux-être. Comment, après avoir supprimé les assurances sociales pour les remplacer par la Sécurité sociale, justifier des prélèvements obligatoires pour la solidarité et, en même temps, en exclure les plus démunis (chômeurs en fin de droits, exclus de toute nature de la société de production-consommation) ? Comment prôner la solidarité nationale et obliger à la fois les plus dépourvus à faire appel à la charité institutionnelle de l'aide médicale gratuite ou des associations caritatives afin de ne pas mourir dans un quart monde rappelé, tous les hivers, par une publicité tapageuse, puis oublié, négligé le reste de l'année ? Une médecine de droit aux soins doit être assurée à tout citoyen français et à tout résident en France intégré à l'économie depuis un nombre de mois ou d'années à déterminer. Il est très probable qu'en utilisant les méthodes dont quelques unes seront évoquées plus loin, la charge financière globale pour le pays n'en serait pas accrue. Si l'étude précise démontrait le contraire, la réduction des énormes gaspillages actuels et, à la limite, un petit glissement de la frontière entre la médecine de soins et la médecine du mieux-être permettraient d'assurer à tous l'indispensable dans la dignité humaine pour chacun.

Les conditions de financement une fois admises, la médecine doit être organisée pour réduire les dépenses de santé qui, de l'avis secret de tous, sont manifestement excessives — voire, parfois, scandaleuses. Une incurie, déjà signalée, et un gaspillage, source importante, sinon exclusive, des déficits chroniques croissants de la Sécurité sociale, en sont la cause. Il faut, selon des modalités que nous résumerons dans le chapitre 6, faire du médecin omnipraticien l'élément essentiel de la médecine française en lui définissant un rôle qui soit réellement respecté et pas seulement proclamé puis oublié constamment. Ce médecin de famille, à la formation rénovée, la rémunération revalorisée et la notoriété recréée, devrait être l'intermédiaire obligatoire de toute la médecine de soins. Puisque la renaissance des médecins de famille nécessitera, compte tenu de la durée de mise en œuvre des nouvelles formations, dix ans avant d'être opérationnelle, il faudra, dans l'intervalle, par un recyclage, donner aux actuels généralistes les moyens d'être eux-mêmes leur propre relève. Cette adaptation, par une formation continue, à leur nouvelle fonction nécessitera vraisemblablement un an à dix-huit mois. Les technocrates ne manqueront pas d'expliquer que l'investissement dans cette transformation serait trop lourd, mais ce serait oublier qu'elle est une ardente nécessité. Compte tenu du niveau actuel des médecins praticiens — beaucoup plus inhibés qu'insuffisamment adaptatifs —, l'investissement pour cette rénovation serait très rapidement compensé par l'atténuation du gaspillage actuel et déboucherait, après une ou deux années, sur un solde positif. Si le médecin de famille devient le pivot de la médecine française, il doit — que ce soit pour son prestige personnel ou pour alléger les charges de la Sécurité sociale — assurer un rôle important de prévention en s'appuyant sur les informations recueillies par la médecine de soins. Dans ce but, les bilans de santé systématiques, les examens de médecine du travail et de médecine des loisirs de toute nature, devraient relever de sa compétence. Comme pour la médecine de soins, le généraliste et non le patient devrait pouvoir faire appel à des organismes spécialisés en médecine préventive. Ce n'est que par la restauration des médecins généralistes dans leur fonction — qui n'aurait jamais due être amoindrie — que la médecine pourra faire face aux gigantesques défis techniques et économiques du XXI^e^ siècle.

Grâce à une technologie moderne bien utilisée, il deviendra aisé de procurer au médecin des outils informatiques qui l'aideront dans sa tâche au lieu de l'asservir, à la condition impérieuse de former son esprit et non seulement sa mémoire (bien qu'il ne soit pas question non plus de la négliger).

## Quelles formations par les universités de santé ?

Actuellement, les formations initiales dispensées par les structures chargées de former les praticiens de la santé relèvent de nombreux organismes, qui, eux-mêmes, ont des tutelles différentes et s'ignorent totalement — ou se concurrencent —, sans autre objectif que leur survie. Ces formations dépendent essentiellement de l'université (médecins, dentistes, pharmaciens) et des hôpitaux publics (infirmières, sages-femmes) mais, aussi, d'écoles à statuts particuliers (kinésithérapeutes, ergothérapeutes...). Les professions paramédicales, sans activité directe de soins (techniciens des plateaux techniques, laborantins, secrétaires médicales...), relèvent, elles, des facultés des sciences, des IUT et des lycées techniques. Cet éparpillement était concevable lorsque les professions paramédicales avaient des rôles d'exécutants de prescriptions médicales précises et d'initiatives personnelles très limitées. Désormais, leurs activités ont énormément changé et impliquent très souvent des décisions personnelles qui sont, techniquement, économiquement et psychologiquement, importantes. Les formations doivent donc, elles aussi, changer et être étroitement coordonnées entre elles avec des domaines d'activités bien définis. Les formations continues des professions libérales de santé sont assurées par des associations régies par la loi de 1901, sans lien institutionnel avec l'enseignement supérieur, les ordres professionnels ou les hôpitaux. Ces associations, bien qu'elles fassent appel, pour les enseignements qu'elles dispensent, à des enseignants des universités ou des hôpitaux, ne pourront faire face à cet extraordinaire défi du XXIe siècle qu'est la formation permanente. En effet, si la formation initiale doit prendre une forme nouvelle — et cela est indispensable —, la formation continue doit être son prolongement obligatoirement coordonné avec la première. Toutes les initiatives prises jusqu'alors ont été très utiles, ne serait-ce que pour habituer les intéressés et changer les mentalités. Leur poursuite en l'état serait, néanmoins, une grave erreur qui mettrait en péril la nouvelle institution — à réorienter sans cesse, en fonction des progrès, mais toujours avec une ligne directrice unique admise et appliquée par tous.

Cet extraordinaire éparpillement des enseignements hérité du passé — et continuellement accru par ajouts sans conception générale — rend impossible l'élaboration d'une politique cohérente et efficace de formation spécifique. Par conséquent, la réorganisation complète, en fonction d'objectifs généraux mais précis, s'impose. Le regroupement de toutes les filières de formation initiale et continue des professions de santé dans une structure unique est une obligation. Toutefois, en aucun cas un tronc commun initial n'est utilisable, car il entraînerait inexorablement une sélection par l'échec à des concours communs avec l'effet désastreux qui en résulterait obligatoirement pour les individus et les professions qu'ils exercent. La sélection, qui est indispensable dans le domaine de la santé — pour des raisons économiques mais, surtout, d'aptitudes intellectuelles et psychologiques évidentes —, doit se faire avant l'entrée dans la structure de formation, et non après l'admission. De nouvelles entrées, qui suivraient un succès ultérieur à un recrutement d'une autre filière du même établissement pourraient être prévues.

Ce regroupement des enseignements, pour éviter un nouvel émiettement prévisible, permettrait, en effet, d'arrêter des objectifs communs et catégoriels de formation. Ces derniers, ainsi coordonnés, cohérents et réellement liés aux domaines d'exercice effectifs, autoriseraient une adaptabilité rapide et globale aux évolutions nécessaires qu'entraînent les progrès cognitifs et techniques. Ne pas s'engager dans cette voie c'est admettre d'avoir toujours cinq à dix ans de retard de formation par rapport aux diverses exigences des pratiques journalières. Comment, dans ces conditions, ne pas aboutir à un gaspillage énorme et croissant, résultant d'une incompétence relative, elle-même due à une formation insuffisante, irrécupérable par quelques stages de formation, qui ne sont, en fait, que des palliatifs sans grande portée générale ? Il faut que les transferts d'activités aient comme corollaire immédiat la possibilité de formation correspondante. Ce sera possible grâce à un enseignement initial qui développera, pour tous, les aptitudes à l'adaptabilité et à l'acquisition d'outils intellectuels donnant accès à une compréhension réelle. Mais cela ne sera effectivement réalisable que s'il existe une structure unique responsable de l'ensemble et n'ayant pas à négocier les projets d'intérêts évidents pour la collectivité avec une cinquantaine d'interlocuteurs différents.

Les universités actuelles — regroupant, sans règle ni raison, des filières qui n'ont d'autres rapport ou relation entre elles qu'administratifs — ne peuvent, dans l'état actuel des structures, assumer un tel rôle. Il faut donc créer des universités et des facultés de santé à vocations spécifiques, professionnelles et culturelles, avec un statut adapté, et, surtout, les rattacher au ministère de la Santé qui toutefois n'aurait plus compétence sur la Sécurité sociale.

Les étudiants et les enseignants de ces nouvelles facultés — ainsi que la société tout entière — en seraient, grâce aux possibilités d'enseignement, de recherche et de pratique professionnelles qui leur seraient offertes, les grands bénéficiaires. Quant au prestige des institutions, il ne dépend que des activités et non du rattachement de l'établissement à une tutelle ministérielle particulière. L'école polytechnique en est un exemple particulièrement démonstratif, son rattachement au ministère des Armées ne la dévalorise nullement par rapport à l'Ecole normale supérieure rattachée au ministère des Universités. Le ministère de la Santé, dans cette perspective — et pour beaucoup d'autres raisons d'ailleurs —, ne peut être juge et partie. Il doit donc être le responsable des "producteurs de santé" de la formation à la pratique mais déchargé "des consommateurs" en n'assurant plus la tutelle de la Sécurité sociale. L'opposition, courtoise mais ferme, des deux ministères ne peut qu'être bénéfique pour les deux parties. Le bon sens voudrait que le ministère de la Santé soit un ministère technique assurant la pérennité des choix de la nation en matière de santé au-delà des alternances politiques, alors que le ministère de la Sécurité sociale peut très bien être un ministère politique dans le sens que nous avons évoqué plus haut.

Tout changement — *a fortiori* radical, comme celui que nous proposons — des formations et des exercices des professionnels et des utilisateurs passe nécessairement par des enseignements rénovés, impossibles à organiser avec les structures et les moyens actuels, qui ont engendré les plus néfastes formations imaginables. Il faut courageusement les changer ou ne rien modifier. Dans ce dernier cas, il faut admettre la situation actuelle et ne pas se lamenter tout en refusant d'y porter réellement remède. Puisqu'à notre sens cette totale rénovation des formations est la condition *sine qua non* du progrès et que l'absence actuelle de réelle politique de santé n'est économiquement plus supportable, il faut nécessairement admettre de créer les nouvelles facultés de santé regroupées dans une université.

Un autre principe général doit conjointement s'imposer aux futurs éventuels réformateurs. Il faut que la formation professionnelle de chaque profession de santé soit la clé de voûte de l'institution médicale et repose d'abord — et avant tout — sur des objectifs d'exercices et non sur des *a priori* culturels, universitaires, théoriques. Les médecins universitaires, entre autres, de par leur spécialisation à outrance, ne sont plus en mesure quelles que soient leurs qualités intellectuelles et professionnelles, d'arrêter seuls les objectifs de formation. Si les modalités de l'enseignement relèvent indiscutablement de la pédagogie — attribut universitaire qu'il faudrait, d'ailleurs, beaucoup développer et rénover —, les objectifs à atteindre appartiennent tout aussi indiscutablement, à part égale, à la profession et à la faculté. L'une pèserait particulièrement sur la partie professionnelle, l'autre beaucoup plus sur les nécessités culturelles. Ce qui est normal pour les formations initiales l'est plus encore pour les formations continues. En ce domaine, la demande appartient — selon des modalités à préciser — à la profession; la réalisation revient à la faculté, mais sous des formes de prestation de service culturelle adaptées aux consommateurs que sont les professionnels. La faculté doit être un partenaire notoire, respectable et respecté, non pas un supérieur hiérarchique. Les enseignements ne peuvent plus être dispensés indépendamment les uns des autres au cours d'une même année d'études ou tout au long d'un curriculum initial. Il faut, pour des raisons évidentes de volume du savoir, recréer une pédagogie du général permettant d'accéder au particulier et non transmettre des connaissances particulières et laisser aux élèves le soin de réaliser la synthèse générale. Une réforme complète, au sein de l'enseignement supérieur médical, du mode de transmission du savoir, du savoir-faire et du savoir-être s'impose. Nous reviendrons sur cette notion essentielle dans les prochains chapitres.

Comme il sera de plus en plus indispensable — pour des raisons économiques évidentes — que les citoyens soient réellement concernés par les consommations de santé, la formation dans ce domaine ne peut plus se limiter aux seuls professionnels de la santé. Il faut donc, impérativement, que les citoyens — et notamment les grands consommateurs de soins, c'est-à-dire les personnes âgées qui ont du temps disponible — puissent bénéficier d'une formation attractive débouchant sur une culture médicale générale. Cette formation, importante pour formuler de vrais choix, est indispensable pour parvenir à une démédicalisation progressive de certaines activités devant nécessairement être prise en charge par les citoyens eux-mêmes. En effet, plus les progrès techniques seront importants et permettront des diagnostics précis et des traitements appropriés, plus les charges financières progresseront. Pour les atténuer, il faudra par une procédure de translation, démédicaliser des actes devenus compréhensibles et simples. Les actes automatiques de surveillance assurés par l'électronique (tels les prises du pouls et de la tension artérielle), certains dosages biologiques, l'enregistrement de l'électrocardiogramme, les actes de secourisme et les rééducations élémentaires — ainsi que les activités se référant à une banque de données (télésurveillance à l'aide de minitels ou autres dispositifs) — passeront par nécessité économique de la médecine à l'auto-surveillance. Si la culture s'accroît, dans son sillage les mentalités changeront et cette révolution sera possible.

Pour parvenir à ce résultat, des sections des facultés de santé devront être organisées pour assurer un enseignement culturel de type traditionnel dans le cadre, par exemple, de l'université du troisième âge ou par l'intermédiaire de chaînes de télévisions publiques ou privées destinées à des publics variés. Ce n'est que par la formation culturelle d'abord, technique ensuite — et, peut-être, philosophique enfin — que les consommations de santé pourront, malgré les progrès techniques accroissant le coût de la santé, être réduites et le gaspillage en partie atténué. Le dialogue médecin-patient pourra se renouer et ainsi, de part et d'autre, réhumaniser la médecine. Des variantes de ces enseignements pourraient devenir des modules, certificats, diplômes, destinés à des professions en relation avec la santé, mais non "de santé". Le dialogue s'en trouverait, là aussi, facilité. Ces nouveaux enseignements ne s'improviseront pas, sinon ils seront sans lendemain. Ils impliquent une culture médiatique et médicale encore peu répandue et, conjointement, une coordination avec les enseignements et activités professionnelles pour éviter les présentations inaccessibles ou, à l'inverse, les vulgarisations puériles — et, surtout, un panmédicalisme économiquement déstructurant allant à l'encontre du but recherché. Cette culture médicale populaire — techniquement immédiatement réalisable — devrait être extrêmement pensée et préparée pour lui permettre d'atteindre son but. Cette nouvelle vocation des facultés de santé est à inventer.

## Quelle économie de santé ?

Les médecins ne peuvent, à la fois, être les ordonnateurs des dépenses de santé par l'intermédiaire de leurs prescriptions, diagnostics et thérapeutiques et des irresponsables de leurs actes financiers par absence de droit à la gestion de leurs décisions tout en étant accusés d'être les responsables d'un gigantesque gaspillage. A l'inverse, les médecins ne peuvent à la fois ne s'intéresser qu'à la médecine et laisser à l'intendance le soin de suivre en vilipendant une administration, omniprésente par nécessité, pour retarder — sinon éviter — une faillite. Les médecins et toutes les professions de santé doivent disposer des responsabilités techniques et économiques. Parallèlement, ils doivent assumer les régulations qu'elles impliquent grâce à des pratiques financières ne nécessitant pas des structures de contrôle trop complexes donc très onéreuses, diminuant d'autant les financements de la santé elle-même. Il faut donc construire un système efficace et simple, à étages multiples, reposant sur la responsabilité personnelle effective sans hiérarchie économique. Toute massification rend les difficultés insolubles. Parce qu'il est peu concerné par l'intérêt pécuniaire des médecins, le premier secteur à réformer est le secteur public. Si les citoyens, par leur pouvoir politique, sont en mesure d'imposer à leur administration une réforme économiquement obligatoire mais détruisant les fondements d'une partie du pouvoir technocratique, le redressement est assuré. Dans le cas contraire, les échecs itératifs du premier budget de la nation s'intensifieront jusqu'à la rupture avec des conséquences politiques et sociales que seuls les citoyens et — ou — les politiques, devront assumer.

Dans le domaine de l'hospitalisation — premier chapitre des dépenses de la Caisse Maladie de la Sécurité sociale —, la réforme doit être radicale et exemplaire pour servir ensuite de moteur à celle de la médecine libérale. Les unités de base de l'hôpital public ne peuvent être que des services fédérés (ou non) volontairement entre eux, sur des bases économiques — et non théoriques ou technocratiques — pour constituer des départements. L'essentiel réside dans leur organisation et leur fonctionnement. Tout, sauf l'hôtellerie — à négocier toutefois périodiquement avec l'administration hôtelière centrale —, doit relever de la seule autorité mais aussi de la totale responsabilité du chef de service et ou du chef de département dont le mode de désignation est à discuter. Il doit assurer la meilleure qualité de soins et l'équilibre financier du service ou département dont il a la charge, c'est-à-dire couvrir par ses recettes au tarif du secteur privé toutes les dépenses de fonctionnement de personnel et d'équipement de son service ou département. Nous montrerons plus loin que cette proposition ne relève ni de l'utopie ni de la privatisation du secteur public hospitalier, bien au contraire.

Une fois cette réforme entreprise, pour prouver au secteur libéral que les rapports avec les administrations peuvent être très différents — et pourtant très favorables aux deux parties —, une réforme négociée avec les professionnels de santé qui ont une activité libérale ou privée, devrait établir les régles débouchant sur les notions de forfait diagnostic et thérapeutique. L'autorégulation des activités de l'omnipraticien, grâce à l'engagement de sa responsabilité personnelle — bien appréciée et réactualisée par une réelle formation permanente —, devrait conduire à d'harmonieux partages d'activités pour les professions de santé et d'heureuses atténuations des dépenses de santé pour les malades et la société. Certes, des déséquilibres nouveaux en résulteraient. La spécialisation, actuellement plus lucrative que l'omnipratique et procurant une vie professionnelle plus aisée, perdrait de son attrait pour le plus grand bien de tous. L'accroissement de la compétence des omnipraticiens imposerait une concurrence à armes égales avec les spécialistes.

Comme la multiplication des actes médicaux et l'énorme gaspillage qui en découle résultent essentiellement de l'absence de pérennité des constatations cliniques et paracliniques et des anamnèses pathologiques et thérapeutiques, il est indispensable qu'au XXI^e^ siècle une mémoire individuelle informatisée soit créée. Une carte disquette de santé individuelle appartenant à chaque citoyen, comme sa carte d'identité — à code secret connu du seul propriétaire pour la partie médicale de solidarité et en clair pour les renseignements administratifs et le financement éventuel — pourrait être rapidement mise à la disposition de tous. Cette pratique ne nécessiterait aucune mesure de sauvegarde, autre que le dépôt éventuel d'un double dans une banque, chez soi ou chez son médecin et aucune règle de confidentialité différente des cartes bancaires, puisque seul le propriétaire disposerait d'un code complexe connu de lui. Cette carte disquette permettrait un suivi médical permanent dont les modalités seront précisées au chapitre 6. Les actes ne relevant pas de la médecine de solidarité ne figureraient pas sur la carte disquette si le patient ne le désirait pas. Le contrôle par la Sécurité sociale ne devrait plus, dans cette perspective, porter sur les patients — sauf étude de leur carte-disquette par un médecin de la Sécurité sociale, ou lors d'une expertise — mais sur l'activité médicale du médecin. Un partenariat entre médecins et Sécurité sociale devrait s'installer et le contrôle des activités médicales se faire par le contrôle des activités des médecins — et non de leurs patients — avec, en cas de litige, référence aux cartes-disquettes individuelles. La moralisation par existence de preuves objectives a toujours été efficace et constitue un droit de la collectivité sur les individus au même titre que le droit à la solidarité de la collectivité pour l'individu.

Toutes ces mesures — et bien d'autres — se révèleront nécessaires pour des raisons économiques qui s'imposeront à tous. Il faut donc admettre, par nécessité, d'inclure la médecine dans l'économie de marché. Il est, toutefois, indispensable de lui assurer son caractère humain prépondérant, et toujours prioritaire, grâce à une pratique sans cesse réadaptée à cette ardente obligation, ainsi qu'une solidarité sans faille mais sans tricherie individuelle de groupe financièrement ou politiquement puissant. Les contre-pouvoirs doivent donc exister — ou être créés — pour permettre, par des actions et des réactions, de maintenir la médecine dans sa vocation humaine. Il faut qu'elle soit en accord avec l'économie, grâce à l'ampleur du marché ouvert par la solidarité, source jaillissante d'expansion et de croissance économique.

En contrepartie, la responsabilité collective et individuelle des consommateurs s'imposera. Elle reposera non seulement sur la formation que nous avons évoquée plus haut mais aussi sur les actes économiques de caractère politique, que nous allons rapidement présentés ici dans leur aspect doctrinal. La solidarité, fondement de la médecine de soins, ne peut plus, pour des raisons économiques — mais aussi morales —, reposer sur la seule cotisation salariale et patronale. Cette dernière handicape les entreprises, crée des déséquilibres entre les entreprises de main-d'œuvre et les entreprises mécanisées, exclut les chômeurs et aboutit à une solidarité à répartition très inégalitaire, quant aux contributions financières des différents citoyens. Le financement de la solidarité devrait être fragmenté en groupes de risques. C'est, désormais, possible grâce à l'outil informatique. Les accidents du travail relèveraient de la cotisation travail, les accidents de la circulation de cotisations d'assurances automobiles. Les maladies liées à l'utilisation de tabac seraient couvertes par des taxes sur ce produit; celles en rapport avec l'alcoolisme par des taxes sur l'alcool; enfin toute la pathologie inclassable pour le moment par un impôt de type TVA portant sur toutes les consommations, sur les opérations boursières, le capital, les successions, selon les options des gouvernements en charge de la nation. Après une impopularité temporaire, une telle formule apparaîtrait, à la réflexion, la plus juste de toutes, car les risques des consommateurs (alcool, tabac, voiture) seraient assurés solidairement par ce groupe de consommateurs, et non par une collectivité non consommatrice qui la réprouve mais ne peut humainement pas refuser la solidarité une fois la maladie installée ou l'accident provoqué. Pour toutes les autres affections inclassables pour le moment, il paraît judicieux que ce soit une taxe sur le volume global du marché qui alimente la solidarité. Cette taxe profiterait d'ailleurs au marché, par l'intermédiaire des consommations de la santé. Quant au taux de cette taxe, il paraît moralement plus juste que le surplus et le luxe participent davantage à la solidarité que la nécessité.

Dans le cadre de cette démarche économique générale, la Sécurité sociale se doit d'accepter d'importantes transformations de sa gestion avec simplification de ses procédures, grâce — notamment — aux cartes-disquettes et à la création de caisses primaires ne comportant pas plus de 2 à 3 000 assurés. Elle devra de plus, accepter une gestion de type bancaire et la perte de certains privilèges exorbitants. Si les droits acquis concernant la médecine de soins et la médecine de mieux-être ne peuvent devenir une régle définitive, les statuts acquis devront, eux aussi, être revus dans certains domaines particuliers. Si la solidarité est un devoir à l'égard des malades elle ne doit pas être source des privilèges pour les fonctionnaires de la solidarité. Les revenus des professions de santé au sens large, souvent considérés comme très élevés, le sont bien moins que ceux de certaines professions peu contrôlées ou contrôlables (industriels, commerçants, artistes, professions libérales, ...). Il est indispensable que l'encadrement des revenus se fasse également pour chacun dans le cadre général de l'imposition. La régulation des revenus d'une catégorie sociale est un choix politique et doit passer par l'impôt sans préjugé discriminatoire. La rémunération des actes médicaux doit relever de l'économie contractuelle et non de la décision unilatérale sous peine d'étatisation déguisée de la médecine, conduisant non plus au gaspillage, mais au gaspillage doublé du marché noir accessible aux seuls citoyens fortunés.

## Une esquisse

La médecine du XXIe siècle ne pourra échapper à l'intégration à l'économie de marché. Elle constituera même, probablement, un secteur important à progression régulière pendant longtemps encore — du fait, notamment, de son double secteur, soins et mieux-être. Cette intégration impliquera l'acceptation claire des règles économiques du marché et, en particulier, du besoin d'efficacité, tant pour les producteurs que pour les consommateurs. Le rapport qualité/prix est une notion à prendre en compte, d'autant qu'il devra sans cesse s'élever. Il en résultera, obligatoirement, une réorganisation complète de la formation initiale et continue des professionnels de la santé. L'enseignement devra être centré sur l'exercice professionnel, soutenu par une culture permettant l'adaptation permanente qui autorisera une optimisation de l'utilisation des moyens diagnostics et thérapeutiques de plus en plus onéreux. La Sécurité sociale, acteur économique et moral déterminant, devra se transformer en une banque de la médecine de soins. Mais, comme toute structure de monopole, elle devra, à défaut de concurrence, être soumise à des contre-pouvoirs. Elle sera sous le contrôle vigilant des élus, et non du seul ministère de tutelle et des syndicats de producteurs et de consommateurs de soins, afin que les excès actuels ne se poursuivent plus sans aucune sanction possible. Les adaptations nécessaires des producteurs de santé ne se concevront qu'avec des transformations en miroir des consommateurs d'abord et de leur organisme payeur ensuite.

La médecine devra, simultanément, retrouver sa dimension humaine puisqu'elle a la charge du bien le plus précieux de l'homme : sa vie. Une culture médicale, technique et civique des citoyens, adaptée à son évolution, devient une obligation. De plus, dans ce tourbillon économique et marchand, elle devra sans cesse adapter ses règles éthiques, ayant pour premiers garants les ordres professionnels redevenus beaucoup plus actifs et puissants qu'actuellement. Ils devront être capables de s'opposer au mercantilisme et à la déshumanisation de la médecine, mais, aussi, n'être jamais un écran à la justice, qui doit pouvoir s'appliquer à tous les citoyens en cas de faute. Dans le domaine humain, la médecine se doit, de préserver un "conservatisme évolutif".

Parmi les nombreuses propositions pratiques qu'une telle esquisse de doctrine sous-tend, nous en avons retenu dix qui servent de bases aux chapitres suivants et schématisent les développements présentés antérieurement. Elles ne sont qu'un point de départ, parmi beaucoup d'autres possibles, pour l'élaboration d'un grand projet de réforme.

1 - une médecine de solidarité pour celle de soins et de responsabilité personnelle pour celle du mieux-être.

2 - une médecine de soins assurée par la solidarité à tous les citoyens français et selon des modalités pratiques à arrêter pour les étrangers.

3 - une médecine centrée sur la médecine omnipraticienne, étape obligatoire de toute la médecine de soins.

4 - une médecine de soins-prévention par intégration à la pathologie du bilan de santé systématique de la médecine du travail et des loisirs.

5 - une médecine à formation professionnelle assurée par des facultés de santé dépendant d'un ministère de la Santé déchargé de la Sécurité sociale et reposant sur des objectifs d'exercices et non sur la seule culture universitaire *a priori*.

6 - une médecine à implication individuelle effective des citoyens, grâce à des formations culturelles spécifiques d'âge et par une démédicalisation d'actes automatiques, de secourisme, de rééducations simples, et d'actes avec référence à des banques de données de conduites à tenir, mises à la disposition de chacun.

7 - une médecine à responsabilité technique et économique assurée par les médecins devant accepter l'auto-évaluation rendue possible grâce à une formation continue pour les médecins libéraux et, en plus, par la gestion financière et technique des services des hôpitaux par des médecins disposant de l'autofinancement à travers les actes rémunérés au tarif libéral et des subventions pour l'enseignement et la recherche.

8 - une médecine à mémoire permanente par la généralisation d'un dossier informatique individuel à code secret pour la partie médicale de solidarité et en clair pour l'état civil et le financement.

9 - une médecine de partenariat avec la Sécurité sociale par le contrôle des médecins, et non des malades, par les médecins des caisses, sauf pour la carte disquette et les expertises.

10 - une médecine humaine résolument incluse dans l'économie de marché mais à responsabilité individuelle des citoyens grâce à la solidarité par groupes de risques, la gestion bancaire de la Sécurité sociale, la création de caisses primaires à petit nombre d'assurés et grâce, aussi, à une régulation des revenus des professions de santé, par l'impôt comme pour les revenus commerciaux, mais avec une juste rémunération des actes.

## Chapitre 6

# Les exercices médicaux rénovés

La pratique médicale se subdivise actuellement en trois grands secteurs : les consultations et visites à domicile, ou médecine ambulatoire; l'hospitalisation pour des raisons médicales ou sociales et l'hospitalisation de jour ou médecine para-ambulatoire lourde. Les pratiques médicales et paramédicales ont énormément évolué sous la pression des progrès des connaissances, des possibilités techniques, des contraintes économiques, des exigences des citoyens malades et bien portants, forces agonistes ou antagonistes selon les périodes. Vouloir rendre à la médecine sa dimension humaine dans une société de consommation, c'est refuser l'évolution spontanée la transformant en une marchandise ou une prestation de service banale par absence de projet humaniste, par intérêt des uns et ignorance des autres. Pour cela, il faut vouloir informer et expliquer pour convaincre et certainement pas contraindre. Revenir à une médecine humaine c'est d'abord retrouver l'homme, si souvent perdu dans la société marchande, tout en n'ayant ni la nostalgie du passé ni la consommation comme idéal de vie, mais en les intégrant dans une pratique rénovée. Il paraît donc indispensable d'établir, à partir des besoins des citoyens, un ordre prioritaire, moral et matériel puis d'optimiser les pratiques pour parvenir à satisfaire l'essentiel et les contraintes économiques.

### La médecine ambulatoire

Les maladies dites fonctionnelles se traduisent par des sensations désagréables, anxiogènes, mais relevant aussi, en grande partie, de l'anxiété. Elles sont sans relation directe avec une ou plusieurs lésions organiques patentes pouvant les expliquer. Elles troublent plus ou moins intensément, mais réellement, la vie de ceux qui en sont atteints et coûtent très cher en bilans paracliniques itératifs très complets, donc très onéreux, mais inutiles. En médecine de consultations, toutes activités confondues (omnipratique et spécialités), ce groupe de malades atteindrait, selon la rigueur avec laquelle on le définit, 30 à 50 % de l'activité. Si on y ajoute les bilans systématiques périodiques déguisés, réalisés sous couvert d'une affection précise — mais dont la fréquence et le nombre des examens relèvent plus de l'anxiété que de la surveillance médicale — on doit admettre que la médecine de consultations pose d'authentiques questions économiques. Mais ces états constituent de véritables difficultés psychologiques, impossibles à négliger. Tous ces malades ne sont ni des simulateurs ni des profiteurs de la solidarité, et tous les médecins qui les soignent ne sont pas des incitateurs à la surconsommation par exclusif intérêt financier personnel. Devant un phénomène humain aussi important, une réflexion urgente s'impose et devrait déboucher sur des décisions précises.

L'absence de formation relationnelle, psychologique et humaine des praticiens d'une médecine de plus en plus technique ne les prépare pas à une relation médecin-malade totale, permettant d'aborder sans précipitation les véritables difficultés. Le consultant cache — consciemment ou non — des troubles fonctionnels sous une somatisation entretenue, voire aggravée par des examens nombreux, parfois inquiétants, en appelant d'autres en cascade. Les résultats négatifs aboutissent à une absence de diagnostic qui ne résout rien, puisque le ou les troubles sont ailleurs et non découverts. Le médecin, pressé par le temps, pour des raisons économiques compréhensibles, compte tenu de la faible rémunération de ses actes non techniques — mais pouvant prescrire des explorations paracliniques cent fois plus onéreuses et inutiles — ne répond plus aux attentes et questions des malades et il finit, à tort, par ne plus inspirer confiance. Les malades sont à la fois trop informés pour ne pas s'inquiéter au moindre trouble et insuffisamment cultivés pour ne pas s'inquiéter à tort et, comme ils ne trouvent plus dans le savoir reconnu le tranquille et sûr apaisement qu'ils viennent chercher, ils se ruent, par praticien interposé, sur la technologie parée de mythe à défaut de savoir.

Pour satisfaire simultanément le malade et l'économie, il faut que le médecin, préparé à son rôle moderne de médiateur de santé entre le patient et la technique, solidement armé psychologiquement et médicalement pour être cru parce que reconnu, redevienne une vraie référence. Pour parvenir à ce résultat il faut non seulement une réforme complète de la formation mais aussi créer de nouvelles conditions d'exercices.

Tant que la rémunération de la consultation (acte intellectuel, convivial et humain) sera le sous-produit de l'acte technique (parce qu'économiquement aisément quantifiable), elle correspondra à sa valeur financière, c'est-à-dire bien peu. Il faut donc attribuer plus de valeur à l'idée, mais sans entraîner une course-poursuite économique inflationniste avec les examens paracliniques, ni dévaloriser ceux qui sont réellement utiles. A l'avenir, il serait possible de compenser l'indispensable diminution de leur nombre par une atténuation des prix des appareils et instruments médicaux, en changeant les techniques de leur fabrication et de leur distribution. L'essentiel réside dans la revalorisation de l'acte médical intellectuel, qui doit être global et permettre la totale liberté de choix de chaque praticien quant aux modalités. Avec son savoir et son savoir-faire, il doit prendre des responsabilités. Pour répondre à toutes ces exigences, il faut d'abord, et avant toute chose, créer une mémoire toujours disponible du passé pathologique de chaque patient et rendre ainsi impossible la pression "commerciale" du malade sur le médecin et aussi permettre le contrôle médical des actes des médecins. Ainsi un équilibre de responsabilités réciproques, sans chantage ni surconsommation, pourra apparaître.

Le carnet de santé, mémoire individuelle de tous les événements médicaux survenus de la naissance à la mort, ne s'est jamais imposé alors qu'*a priori*, il était la solution la plus simple. Techniquement le carnet de santé impliquait, pour être efficace, un long et fastidieux travail de secrétariat. Sa simplification pour le rendre utilisable en fit un document sans aucune utilité pratique. La confidentialité à l'égard des tiers, de la famille et, éventuellement, du malade lui-même, par la transcription des symptômes ou maladies, rendait l'utilisation du langage en clair impossible; quant au langage codé, trop complexe, il était source d'erreurs multiples ou d'incompréhension et devint inutilisable. L'échec fut donc assuré. Même une solution techniquement idéale, auréolée de modernité, ne produira qu'un nouvel échec, mais, cette fois, aux conséquences économiques très grandes, si les conditions psychologiques *optima* ne sont pas réunies pour qu'un puissant mouvement d'opinion en fasse une ardente obligation pour tous. La nouvelle formule de mémorisation doit donc permettre un archivage rapide de tous les faits sous un volume réduit facile à consulter, sans perdre de vue que l'essentiel n'est pas technique mais médical et psychologique.

L'utilisation du langage écrit normal avec système de clé d'accès aux documents par et pour le malade et par et pour le médecin, ayant comme support l'informatique individuelle sans système central ni réseau, répond à toutes les objections techniques formulées contre le carnet de santé... Le document serait alors remis uniquement au malade. La seule difficulté persistante réside dans la perte du document — bien qu'un tiers ne puisse pas l'utiliser, puisque le système des clés d'accès rend le secret inviolable — parce que sa reconstitution serait complexe. La disquette pourrait être recopiée systématiquement et une copie remise au malade, l'autre conservée par le médecin de famille avec obligation pour ce dernier de l'adresser au nouveau médecin traitant ou à la Sécurité sociale, si le patient en faisait la demande écrite. Les vraies difficultés psychologiques se sont associées pour aboutir à l'échec total du carnet de santé : la crainte du patient d'être mis en fiche et de pouvoir être objectivement contrôlé, ainsi que le refus du médecin de pouvoir être jugé. Toute solution qui ne résoudra pas cette question de jugement des deux parties sera, délibérément, totalement, rejetée avec des alibis ne laissant même pas transparaître les raisons inavouables.

Que les patients s'opposent à être mis en fiches détenues par une administration, un pouvoir technocratique ou politique, relève de la légitime défense contre une privation de liberté potentielle, toujours du domaine du possible. La solidarité, et non l'oppression, doit caractériser la médecine. Qu'en revanche ils s'opposent à l'établissement d'un dossier dont ils auraient personnellement et individuellement la maîtrise serait inadmissible. Chaque individu doit toujours pouvoir refuser toute inscription ou consultation sur sa disquette mais, dans ce cas, il doit admettre d'assumer personnellement le financement de ce qu'il refuse. Faire payer la solidarité et refuser simultanément qu'un contrôle ayant pour objectif exclusif de faire cesser des abus, lorsque l'assurance est donnée que toute autre utilisation sera illégale, relève de l'anarchisme ou de la malhonnêteté. Quant au médecin qui refuserait d'être contrôlé ou même évalué — sinon jugé — il ferait preuve d'une grave erreur déontologique. En effet, le secret a pour fonction de protéger le malade, et non le médecin qui revendique la responsabilité pour justifier sa liberté. Or la responsabilité c'est précisément assumer ses actes, positifs ou négatifs. Toute forme objective de preuve ne peut être qu'un progrès, non une régression. Ceux qui refuseraient la responsabilité de leurs actes réels n'ont pas leur place dans une profession dont dépend la vie de ceux qui se confient à elle. Les médecins doivent être mieux formés pour pouvoir encore mieux assumer cette responsabilité. La preuve matérielle incitera à une plus grande auto-évaluation avec un désir de meilleure actualisation par la formation continue, permettant des progrès dont personne ne se plaindra. Les médecins, les patients et les citoyens ont avantage à l'objectivité — donc à l'élaboration — d'une carte disquette informatique de santé, dont nous allons pouvoir maintenant montrer les énormes avantages économiques et pratiques qu'elle pourrait procurer.

Une carte à puce, type CP8 Bull, peut, dès à présent, assurer quatre fonctions santé : être une carte de Sécurité sociale; une carte de paiement santé selon des modalités à affiner; une bio-carte comme celle réalisée et expérimentée par Apucas très utile pour les urgences (car toujours utilisable par les médecins disposant d'un appareil de lecture); et, surtout, servir de clé secrète pour une disquette de micro-ordinateur qui contiendrait, en clair, tout le dossier médical. Puisque la disquette nécessiterait, pour être lisible, d'être déverrouillée par la carte à puce et les codes secrets du malade et du corps médical — connus exclusivement par les intéressés —, la confidentialité absolue serait acquise. Dans cette perspective, si le patient le désire, chaque consultation commencerait par une lecture partielle — ou totale (pour la première consultation) — de la disquette et s'achèverait par l'enregistrement des constatations cliniques et des résultats des examens paracliniques, puis des prescriptions thérapeutiques. La disquette avant d'être remise au patient pourrait, à sa demande, être recopiée et conservée par le médecin. Mais, comme celui-ci ne pourrait pas la consulter hors la présence de son malade, par absence de la carte à puce, le secret médical n'aurait jamais aussi bien été conservé que par ce procédé.

Les informations recueillies pendant des semaines, mois ou années par le ou les médecins de famille, sans déformation mémorielle, constitueraient de précieux renseignements pour les spécialistes ou hospitaliers consultés par lui et procureraient à l'omnipraticien un rôle essentiel dans la chaîne diagnostique. De même, les observations sur les effets favorables ou indésirables — voire les accidents des thérapeutiques — pourraient fournir des moyens d'action individuelle et générale extrêmement importants et redonneraient au médecin de famille une place de partenaire à part entière, lors d'études pharmacologiques humaines. Des équipes se constitueraient certainement pour le plus grand bien du malade et de la société. La collecte — avec l'aide et l'accord des malades — des diagnostics déboucherait, très vraisemblablement, sur des recherches cliniques et épidémiologiques authentiques qu'aucune autre formule ne permet de réaliser. Dès la sortie d'un établissement de soins ou d'une consultation de spécialiste, le malade disposerait de l'ensemble de son dossier d'hospitalisations ou de consultations et des conclusions diagnostiques et thérapeutiques. Une discipline des médecins hospitaliers et libéraux, rendue matériellement obligatoire par la nécessité de l'enregistrement immédiat, éviterait les retards, les traitements d'attente, les consultations inutiles. Une politique des bilans de santé, à titre systématique ou pour des affections pathologiques, pourrait être établie, voire standardisée, évitant les surenchères des malades, qui conduisent à des bilans sans cesse refaits pour simplement calmer une anxiété à traiter par de vrais moyens psychologiques ou médicamenteux.

Des logiciels adaptés pourraient rapidement devenir des aides au diagnostic extrêmement précieux pour l'omnipraticien par la comparaison automatique de plusieurs résultats échelonnés dans le temps permettant des surveillances très précises à moindre frais ou classant, par exemple, les électrocardiogrammes par lecture automatique. Les praticiens adresseraient aux cardiologues les malades dont l'état impliquerait une interprétation délicate.

Il est très vraisemblable aussi que les micro-ordinateurs à disque dur deviendront, grâce à leur importante capacité-mémoire, des banques de données des affections pathologiques. Associés à l'audiovisuel, ils transformeront la vie professionnelle des médecins de famille et permettront d'en refaire l'élément central de la médecine du XXIe siècle, à condition de les y préparer. Il faudra notamment les former à l'utilisation de ces moyens et leur rendre leur vocation essentielle d'être un médiateur entre l'homme et la technique. Cette pratique rénovée implique une revalorisation financière de l'acte intellectuel qu'est la consultation. Elle permettrait ainsi de la réaliser sans précipitation et de recueillir toutes les informations physiques et psychiques indispensables au choix des examens paracliniques nécessaires en s'appuyant sur les banques de données pathologiques. Bien rémunérer les moyens d'éviter le gaspillage est la plus sûre façon de le faire régresser. Dans quinze ans, l'essentiel pour le médecin ne sera plus de posséder des connaissances mémorielles gigantesques mais de savoir accéder aux mémoires informatiques en posant les questions adéquates en fonction des signes recueillis. Savoir chercher d'abord les signes par l'interrogatoire confiant, lent et minutieux, par l'examen clinique précis, savoir chercher ensuite ce qu'il faut en faire en les comparant aux immenses banques de savoir mémoriel que seront les banques informatiques, puis savoir chercher comment organiser les meilleures séquences d'explorations paracliniques et de consultations des spécialistes, constitueront les tâches essentielles des omnipraticiens. Les spécialistes redeviendront d'excellents explorateurs paracliniques et des consultants pour les cas complexes, mais ne seront plus les détenteurs d'un savoir spécial supérieur. Les médecins de famille du XXIe siècle seront alors des praticiens d'une médecine très outillée, mais d'abord humaine. Les médecins adaptés au XXIe siècle seront ceux qui, par leur savoir-être, leur savoir-faire, leur savoir-chercher, pourront accéder au savoir en gardant leurs facultés de sympathie — au sens hellénique du terme (participer à la souffrance d'autrui) —, qui leur vaudront confiance et respect, sans lesquels la médecine ne peut, pour le médecin et le patient, être une relation humaine authentique.

Ce mode d'exercice rénové donnerait au médecin de famille, la place qu'il n'aurait jamais dû perdre. Seule l'absence de définition stricte du rôle prépondérant de l'omnipraticien, alors que la médecine changeait énormément, mena obligatoirement à la relégation des généralistes. La spécialisation des médecins, source de nombreuses difficultés psychologiques et économiques conduisit à leur déresponsabilisation par manque d'outils intellectuels pour assumer cette responsabilité. Les qualités intellectuelles et humaines des omnipraticiens n'ont pas variées en quatres décennies; seuls les moyens de formation et de pratique ne leur ont pas toujours été donnés. La profession peut, en quelques années, assurer sa propre relève, si une formation continue adaptée lui est fournie, et intégrer sans hiatus la médecine du XXIe siècle. Le dossier disquette, associé aux banques de données informatiques et aux logiciels utilisés pour le diagnostic et le traitement, loin d'être une menace, deviendra, au contraire, une garantie pour le médecin et le malade, puisqu'une procédure minimale reconnue par l'ensemble du corps médical et accepté par la Sécurité sociale, pourrait être élaboré. Elle constituerait des preuves que la démarche diagnostique et thérapeutique communément admise a été appliquée. Les conditions morales d'exercice s'en trouveraient transformées, la solitude du médecin brisée, sans avoir, sans cesse, à faire appel à un spécialiste pour partager ou transférer sa responsabilité.

Si cette proposition était appliquée, l'énorme transformation subie par la consultation médicale devrait obligatoirement conduire à une revalorisation financière considérable, tant pour le travail fourni que pour son importante fonction antigaspillage. Il faudrait, de plus, prévoir que les médecins volontaires, qui feraient constater par la Sécurité sociale leurs performances selon des modalités à déterminer avec l'ordre des médecins et les syndicats, pourraient bénéficier d'avantages particuliers (cotisations retraite payées par la Sécurité sociale en leur nom, droit à des dépassements d'honoraires, rémunération d'un remplaçant pour participer à une formation continue...). Les premières consultations devraient davantage être rémunérées que les consultations de surveillance ou purement thérapeutiques (ordonnances renouvelées). Bien évidemment, ce forfait consultation comprendrait les petits examens paracliniques fait au cabinet (ECG, prélèvements biologiques), dont seuls l'amortissement et le fonctionnement du matériel seraient remboursés sous forme d'actes techniques.

Quant aux spécialistes, uniquement consultés sur prescription du généraliste ayant déjà préparé leur travail, leur mode d'exercice, dans un premier temps, ne serait pas modifié. Ultérieurement, de nouveaux équilibres apparaîtront, et des ajustements spontanés ou réglementaires seront probablement nécessaires.

L'accroissement de la durée de vie conduira le médecin de famille à prendre en compte une importante activité gériatrique, avec sa spécificité pathologique, psychologique, relationnelle et ses difficultés liées à l'hébergement, obligeant à créer une hospitalisation à domicile en plus des centres de personnes âgées. Cette pathologie particulière nécessitera, pour être assurée avec efficacité mais sans gaspillage, de grandes qualités humaines et une autorité naturelle reconnue, pour éviter que des dépenses injustifiées et cumulées ne soient le prétexte à une solidarité avec ségrégation d'âge. Comme les activités en faveur des enfants, des handicapés et des vieillards sont l'honneur ou la honte d'une société, selon qu'elles sont privilégiées ou négligées — et qu'elles dépendront énormément de la médecine dont ses citoyens pourront disposer —, la médecine praticienne doit s'y investir, d'autant que le nombre des personnes âgées au XXI^e siècle sera encore en croissance et que le nombre de personnes économiquement actives diminuera régulièrement.

## L'hospitalisation

L'hospitalisation repose sur deux secteurs : les hôpitaux publics et les cliniques privées. Ces deux secteurs sont régis par des règles tout à fait différentes source de querelles administratives, syndicales et idéologiques totalement dépassées. Les deux secteurs ont leurs impérieuses nécessités, ne serait-ce que comme réels concurrents, mais à condition que cette concurrence ait les moyens de son existence — ce qui n'est pas le cas actuellement. L'Etat doit disposer de ses propres structures de santé pour pouvoir appliquer sans compromis ni compromissions commerciales la politique de santé, (lorsqu'elle en a une) voulue par la nation. Elle doit avoir les moyens en hommes et techniques, indispensables à un petit nombre de citoyens atteints d'affections nécessitant des moyens très onéreux. Cette hospitalisation, pratique primordiale pour les progrès de la médecine et l'enseignement des praticiens de santé, est, de plus, le contre-pouvoir des holdings privés patents ou latents. Une concurrence-complémentarité s'impose donc, mais implique, pour être efficace, que les droits et devoirs, à activité égale, soient les mêmes pour les deux parties.

S'il n'est pas envisageable de nationaliser le secteur privé — ce qui conduirait à un monopole plus néfaste encore qu'un monopole privé — car ce dernier dépendrait au moins d'un contre-pouvoir puissant (la Sécurité sociale) —, il n'est pas davantage imaginable de privatiser l'hospitalisation publique. En revanche, que le fonctionnement de l'hôpital public soit similaire à celui du secteur privé paraît une nécessité urgente, pour que la régression, d'abord de l'hospitalisation publique puis de la médecine en général, soit évitée. Comme les difficultés majeures à effet général se situent dans le secteur public, que l'Etat devrait avoir la maîtrise aisée du changement — si l'administration est au service de la nation et non au sien propre — et que, par ailleurs, le secteur privé fonctionne beaucoup mieux, même si des améliorations sont souhaitables, nous ne formulerons, par la suite, que des propositions pour les hôpitaux publics. Si la raison l'emportait — et la crainte de la démonstration de l'échec public devrait y aider puissamment — l'organisation des services hospitaliers devrait être totalement repensée.

Les services médicaux hospitaliers et les départements, par regroupements volontaires et contractuels de services à vocation identique ou complémentaire fondés sur une gestion, commune devraient devenir les unités fonctionnelles et décisionnelles de la "production médicale". Les comptes devraient être séparés par service ou département, sous la responsabilité d'un médecin chef de service ou d'un conseil de département comportant les chefs de services le composant. Les médecins chef de service seraient désignés pour des durées précises, selon des modalités à déterminer. L'administration générale assumerait toutes les responsabilités de l'hébergement et de la "banque" de l'établissement. Les actes administratifs impliquant plus d'un service ou d'un département lui incomberaient également, ainsi que le contrôle de l'application des mesures administratives générales et des statuts des diverses catégories des personnels. Elle serait, enfin, une "assurance" à l'égard des tiers, par la constitution d'un fond de garantie provenant d'un prélèvement sur les budgets de tous les services médicaux. La faillite toujours possible d'un service serait ainsi sans conséquence pour l'établissement, mais le chef de service failli serait remplacé. Cette organisation de type fédéral, à prérogatives et à responsabilités parfaitement limitées, relevant de compétences complémentaires, pourrait permettre un harmonieux épanouissement sans hégémonie des deux parties, indispensables au bon fonctionnement d'une grande entreprise.

Le service aurait pour recettes la rémunération, au tarif libéral de tous ses actes médicaux, et à tarification particulière pour les activités ne relevant que de secteurs spéciaux (greffe de rein, de cœur...). En revanche, toutes ses dépenses (radios, examens sanguins...) lui seraient facturées par les services du plateau technique, et les médicaments par la pharmacie. Les investissements en équipement ainsi que les rémunérations des personnels seraient à sa charge, mais des crédits pour les frais occasionnés par l'enseignement et la recherche proviendraient de contrats avec l'université de santé, les organismes de recherche (CNRS, Inserm), les entreprises privées ou de subventions des collectivités locales, de la Sécurité sociale ou de l'Etat, pour les tâches particulières.

Si le médecin chef ne s'estimait pas en mesure d'assumer lui-même la gestion de son service, une cellule administrative de gestion — autonome par rapport à l'administration de l'établissement, dépendant du seul service et, ou, du département — pourrait prendre en charge cette partie. Elle serait sous l'autorité et la responsabilité exclusive du chef de service et (ou) du chef de département. Dans cette perspective un secteur privé incorporé dans le service peut aisément s'imaginer avec reversement d'une petite partie des honoraires aux médecins ayant réalisé les actes. Ainsi, le service deviendrait une entité autogérée — mais à régulation générale — par l'intermédiaire de son incorporation dans l'ensemble que constitue l'hôpital. Le gaspillage serait très atténué par la responsabilisation de chacun et l'allocation éventuelle de primes. Les relations avec les praticiens libéraux seraient, par nécessité, développées, ainsi que les contrôles des consommations d'examens, de soins et de médicaments, qui seraient parfaitement répertoriées sur la carte-disquette de santé du patient pour toute la médecine de solidarité, et si le malade le désirait, pour la médecine du mieux-être, car la vie économique du service imposerait cette comptabilité. Les contrôles de la Sécurité sociale, les études générales et de recherches cliniques — reposant sur des dossiers enfin parfaitement tenus (par nécessité) — seraient gérés par une informatisation en micro-ordinateurs de chaque unité des services. Cela procurerait aux malades une qualité médico-administrative de haut niveau, dont l'inexistence actuelle relève de la plus grande incurie de cette fin de XX$^{e}$ siècle, pourtant désormais dotée des moyens techniques permettant de l'éviter. Cette organisation, à défaut d'être le paradis des malades et des médecins, éviterait au moins l'enfer technocratique actuel à gaspillage maximal.

Si tous les hôpitaux publics doivent avoir le même mode de fonctionnement interne et la même qualité d'hébergement, leur vocation, donc leur plateau technique, ne peuvent être que différents. Trois catégories d'hôpitaux à inter-relations étroites devraient pouvoir être prévues. Les hôpitaux universitaires de recherche, liés par obligation à une faculté de santé, disposeraient des équipements les plus modernes permettant les explorations et traitements les plus nouveaux, source de la recherche théorique et clinique, donc des progrès de la médecine. Ces hôpitaux assureraient les diagnostics des affections rares ou exceptionnelles, ainsi que le traitement de toutes les affections dont la thérapeutique est en cours de rénovation ou de mise au point. Ces hôpitaux ne devraient plus avoir de services disposant de nombreux lits et, surtout, sauf accord préalable sur des projets de recherche précis, être utilisés pour des affections courantes. Ces hôpitaux seraient des hôpitaux de très haute technicité, qui auraient pour vocation la recherche et la formation à la recherche ainsi que la coordination de la recherche entre les diverses structures de santé (hôpitaux, cliniques, cabinets du secteur privé) et les entreprises, industries de santé devant, avant la commercialisation d'un appareil produit ou médicament, passer par une étude chez l'homme. Mais, une fois la recherche achevée et les techniques éprouvées, si elles constituaient un progrès, elles devraient tomber dans le domaine des autres hôpitaux généraux dans la mesure où elles ne s'appliqueraient pas à des cas d'exception.

Dans les grandes villes, les hôpitaux généraux à plateau technique très développé — mais sans vocation à la recherche initiale comme les précédents — assureraient les diagnostics et traitements de toutes les affections autres que rares ou exceptionnelles, en utilisant des techniques éprouvées, utilisées et mises au point dans les hôpitaux universitaires de recherche. Ces hôpitaux, en fonction du grade de leur chef de service (professeur ou maître de conférences) seraient liés — pour totalité ou partie de leurs services — aux facultés de santé pour assurer des stages pratiques d'enseignement des étudiants des diverses filières de formation professionnelle.

Enfin, les hôpitaux des plus petites villes, compte tenu de leurs recrutements potentiels beaucoup plus réduits, disposeraient de plateaux techniques moins élaborés. Mais, comme ces nouveaux services seraient tous autogérés, toutes les catégories d'hôpitaux pourraient au prix de déplacement de leurs malades, faire réaliser aisément leurs examens particuliers par le plateau technique des autres hôpitaux. Cela serait tout à fait concevable, puisque les services — quelles que soient leurs catégories et leurs spécialités — auraient, dans le schéma proposé, besoin "de clients extérieurs" pour améliorer leur gestion, donc leurs moyens de progression.

Le recrutement, la formation des personnels et les exercices des autres professions de santé devraient aussi être profondément remaniés. Toutefois, pour éviter des développements en cascades — puisqu'ils dépendraient directement d'une réforme radicale de la médecine —, il paraît inutile de formuler des propositions à leur sujet tant qu'un début de réforme n'est pas effectivement mis en place. Evidemment, ces éventuelles réformes procéderaient de la même doctrine reposant sur le besoin d'humanité, de modernité et d'efficacité technique et économique. Quoi qu'il en soit, la qualité de la médecine du XXI$^{e}$ siècle dépendra étroitement de la valeur de l'enseignement et de son adaptation à une pratique fondée sur un humanisme redevenu possible grâce à une utilisation intelligente et journalière et de toutes les techniques modernes d'explorations et de communications gérées par l'informatique.

Chapitre 7

# Les formations par les universités de santé

## Les universités et les enseignants

Les universités de santé devraient assurer la formation de tous les professionnels de la santé ayant une responsabilité morale et technique directe à l'égard des malades. Ces universités, à vocation professionnelle spécifique, se justifient pleinement par la nécessité d'une double formation — humaine et technique —, essentielle pour les médecins et les praticiens paramédicaux soignants, importante pour les odontologistes, moins indispensable pour les pharmaciens, mais utile pour éviter une discontinuité dans la chaîne thérapeutique.

En revanche, les nombreux collaborateurs des médecins (ingénieurs, informaticiens, laborantins, secrétaires...) pourraient bénéficier d'une formation complémentaire dans ces universités de santé à titre de spécialisation. Ils auraient leur formation initiale assurée par les grandes écoles, les facultés des sciences ou les Instituts universitaires de technologies. Cette séparation des universités de santé des autres enseignements supérieurs est une nécessité absolue pour assurer une vraie formation professionnelle — fondement de toute pratique, à réactualiser sans cesse par une formation continue —, n'ayant que peu de points communs avec les autres filières de l'enseignement supérieur à vocation plus culturelle ou à spécificité très différente.

Ces universités seraient subdivisées en facultés de médecine, facultés paramédicales (infirmières, kinésithérapeutes, sages-femmes, orthoptistes, orthophonistes...), facultés d'odontologie, facultés de pharmacie. Chacune de ces facultés aurait une section de formation initiale assurant un enseignement culturel, professionnel et de sciences humaines adapté aux objectifs de la profession. De plus, une section de formation permanente et des sections de formation culturelle permettront à des professionnels d'autres secteurs ayant besoin d'un complément de formation de s'intégrer dans le vaste groupe des professions de santé au sens large. L'université de santé disposerait d'une faculté des connaissances médicales ayant essentiellement pour vocation les télé-enseignements professionnels de la formation continue mais aussi la formation culturelle directe ou par les médias audiovisuels des citoyens. Les enseignants dépendraient de l'université et devraient avoir des fonctions dans plusieurs facultés, évitant ainsi des ségrégations toujours regrettables.

L'entrée dans ces universités se ferait par des concours séparés faculté par faculté, à programme et classement différents, selon des modalités à trouver. On accorderait autant d'importance aux connaissances en sciences humaines qu'aux sciences exactes, surtout pour les médecins et les professions paramédicales soignantes.

Les enseignants des universités de santé devraient, avant de pouvoir être recrutés, démontrer par des activités probantes leur authentique motivation pour l'enseignement, et non pour la seule obtention d'un titre de professeur ouvrant des possibilités de recherche ou, au pire, de carrière. Une réelle formation pédagogique médicale est à recréer car, depuis 1968, toutes les épreuves pédagogiques ont été BANNIES des recrutements, notamment des professeurs de médecine. La rénovation du seul compagnonnage avec son maître n'est plus suffisante puisque, depuis 1968, les professeurs sont des pédagogues autodidactes. Il faudrait recréer d'une part les épreuves orales tout au long du curriculum des études et d'autre part la fonction de conférenciers de petits groupes. Enfin, constituer dans chaque université des groupes de formation pédagogique et créer des épreuves pédagogiques obligatoires de haut niveau pour tous les échelons de la hiérarchie (assistants, maîtres de conférences, professeurs). Le jour où les enseignants de l'enseignement supérieur auront à nouveau un savoir et une pratique pédagogique de qualité, de nombreuses difficultés de la formation seront résolues. Les universités sont, malheureusement, très mal adaptées pour procurer une formation initiale de qualité et totalement inadaptées pour assurer la formation continue. Le savoir professionnel, qui, lui, est de qualité dans le corps professoral de santé français, n'est pas suffisant pour accéder à l'enseignement supérieur. Une formation à la recherche s'impose pour éviter que les universités de santé ne deviennent très vite des lycées techniques supérieurs. En ce domaine aussi la massification technocratique est affligeante. Que tous les enseignants de l'enseignement supérieur soient soumis à un enseignement de méthodologie et d'épistémologie de la recherche est une nécessité. Qu'en revanche cette formation ne se poursuive pas par des activités pratiques dépendant de la discipline choisie par le candidat relève de l'ineptie. Sait-on, en effet que de futurs professeurs de chirurgie, pour pouvoir concourir (sans épreuve pédagogique) doivent acquérir un Diplôme d'étude approfondie (de biologie moléculaire ou de génie biologique ou de toute autre discipline...), selon les opportunités et amitiés locales, afin d'avoir le diplôme permettant l'inscription au concours d'agrégation ?

Ne serait-il pas plus cohérent de leur demander une réelle recherche en chirurgie expérimentale ou en médecine expérimentale (disciplines supprimées par les technocrates), fondée sur les méthodes générales apprises antérieurement ? Cet apprentissage dans leur domaine d'exercice permettrait de poursuivre, par la suite, leurs recherches au lieu de n'avoir acquis aucune compétence dans un domaine étranger et aucune possibilité dans le leur.

Sans cette réforme urgente de la formation des formateurs il est inutile d'envisager de former davantage les étudiants, victimes de l'incurie technocratique, imposée, d'ailleurs, sans aucune difficulté à leurs maîtres.

Si une formation des enseignants est entreprise avec détermination, en assurant ceux qui s'y consacreraient que les réformes qu'ils rendraient possibles seront effectivement mises en place l'année suivante pour les étudiants, tout deviendrait possible, car le corps enseignant est las de sa lassitude. Après ces quelques remarques et propositions générales sur les universités de santé, nous nous limiterons à l'exposé des grands principes d'une réforme des études médicales.

## Pour une réelle formation des médecins du XXI^e^ siècle

Les objectifs de l'université étaient, jusqu'à ces dernières années, la recherche et la transmission d'un savoir à vocation essentiellement culturelle, sans référence professionnelle explicite ou implicite. La médecine, grâce aux activités hospitalières de ses enseignants, échappait, dans le domaine de la formation, à cette règle, mais pas à la définition des enseignements par les seuls enseignants. Comme les progrès de la médecine ont, à tort, conduit à la spécialisation à outrance — faisant ainsi disparaître la médecine générale des activités hospitalières —, un divorce total entre la formation et la pratique des omnipraticiens s'est installé avec les conséquences désormais vécues par tous. Mais, puisque — pour les raisons humaines, professionnelles et économiques, maintes fois rappelées dans cet ouvrage — l'omnipraticien est l'indispensable clé de voûte de toute politique de santé du XXI$^{e}$ siècle, permettant d'optimiser les moyens et de minimiser les gaspillages insupportables, sa formation devient la priorité des facultés de médecine. C'est en partant de ce postulat que nous proposerons un schéma de réorganisation des facultés de médecine.

Malgré les progrès techniques prévisibles, le médecin sera, pour longtemps encore, sinon toujours, l'indispensable médiateur entre l'humain et la technique. Il restera le seul à pouvoir, dans un premier temps, capter les signes subjectifs et les signes psychiques des malades, les interpréter puis les transformer pour les explorer par de multiples machines et, dans un second temps, intégrer tous ces résultats dans l'humain individuel et quotidien. Il faut donc le former à cette difficile mais passionnante fonction. Cela implique une double formation humaine et technique, simultanément culturelle et professionnelle, dont l'organisation pratique paraît antinomique avec les conceptions et moyens actuels. Si une vraie détermination nationale apparaît pour refuser collectivement l'inacceptable déshumanisation de la médecine, la confiance puis l'ardeur réapparaîtront et bouleverseront les habitudes rétrogrades.

Pour atteindre cette double formation, un concours d'entrée dans les facultés de médecine devrait porter sur une culture à la fois littéraire et scientifique, et non presque exclusivement scientifique, comme c'est le cas actuellement (seuls les bacheliers C ont, en effet, une chance raisonnable d'être reçus à l'actuel concours de médecine). La sélection initiale permettrait d'organiser dans de bonnes conditions l'enseignement de la première année avec des objectifs de formation spécifique et non de concours d'élimination. De plus, les étudiants ne seraient pas, comme c'est le cas actuellement, rejetés sans aucun diplôme des facultés de médecine s'ils échouent à deux concours de fin de première année de médecine.

Les deux premières années devraient être essentiellement culturelles, alors que les années suivantes seraient, progressivement, de plus en plus professionnelles. Il faut d'abord procurer aux étudiants des modes de penser et de sentir généraux, reposant sur une formation en sciences humaines, médicales et exactes. Au sortir du lycée, les étudiants s'intéresseraient aisément aux questions philosophiques, morales, économiques et épistémologiques appliquées à la médecine (relations humaines...la souffrance, la mort, le vieillissement, la sexualité, la vie... l'économie de la santé ) à la morphologie macro et microscopique (anatomie, histologie) et à la physiologie (biochimie, physique, physiologie). Chacun de ces trois groupes de disciplines devrait disposer d'un temps d'enseignement égal. Mais les programmes de ces enseignements ne seraient plus arrêtés, *a priori,* selon les critères universitaires existants et dépassés mais par une méthode à rebours à partir du résultat final à obtenir.

Pour ce faire, il faut partir des besoins actuels de formation pour exercer la médecine générale, puis formuler des projets sur dix ans au moins, à adapter selon l'évolution de la médecine. Ce travail doit être initialement réalisé par les omnipraticiens eux-mêmes, grâce à l'ordre des médecins et aux autres organismes professionnels non partisans, puis soumis aux universitaires qui en débattront avec leurs confrères et, enfin, arrêteront, ensemble, l'inventaire de ces besoins réactualisables tous les cinq ans environ sauf changement radical intervenu dans l'intervalle.

Après quoi, les universitaires définiraient les programmes de troisième et deuxième cycle, en pathologie et thérapeutique et des savoirs-faire et savoirs-être correspondant à ces parties. Ces disciplines constitueraient les disciplines filles. Les disciplines mères : séméiologie et bioclinique (anatomie pathologique, bactériologie, pharmacologie, virologie...) ne pourraient inscrire à leur programme que des parties générales et celles utiles à la compréhension des disciplines filles. Enfin, les disciplines grands-mères — c'est-à-dire celles du premier cycle — subiraient le même sort que les précédentes par rapport à leurs filles, en ce qui concerne le programme. Bien évidemment, les examens comporteraient des épreuves écrites rédactionnelles, des épreuves orales et des épreuves pratiques, avec mise en situation effective.

Parallèlement, les spécialistes poursuivraient des démarches similaires afin de pouvoir déterminer quand et comment la séparation entre la formation des généralistes et des spécialistes doit s'opérer. Les spécialistes seraient formés selon les mêmes méthodes que les généralistes mais devraient passer un concours par spécialité avec un nombre de places déterminé, en fonction des besoins de chaque spécialité, arrêté annuellement par les DDASS et le conseil de l'ordre des départements rattachés à chaque faculté de médecine. Ces spécialistes seraient destinés à la pratique libérale. Enfin, les hôpitaux feraient des études similaires pour arrêter le programme du concours de l'internat destiné à recruter les futurs hospitaliers des secteurs privés et publics ou hospitalo-universitaires, dont auraient besoin les hôpitaux publics et privés des départements et régions dépendant de la faculté.

Les résultats de ces études qui nécessiteraient six mois à un an, contrarieraient sûrement beaucoup nos habitudes. De difficiles reconversions s'imposeraient mais c'est au prix d'une révolution universitaire inéluctable que le déclin peut être évité.

En utilisant la première année pour un véritable enseignement médical destiné à un petit nombre d'étudiants recruté par concours après le baccalauréat, en réduisant les vacances d'été à un mois et demi, les études médicales pourraient être organisées en huit ans répartis en trois cycles. Un premier de deux ans, le second de trois ans, tous deux communs à tous les étudiants et un troisième de trois ans aboutissant à la formation des omnipraticiens d'une part, ou des spécialistes d'autre part, selon le choix des étudiants en fin de cinquième année. Les étudiants de cinquième année seraient classés, soit sur l'ensemble de leurs notes durant toutes leurs études, soit par un concours de sortie comme dans certaines grandes écoles. Dans l'ordre du classement ils choisiraient soit la formation en médecine générale, soit de passer un ou plusieurs concours de spécialité. Mais ceux qui ne seraient pas reçus à un concours de spécialité redoubleraient leur année, puisqu'ils auraient démontré leur désir de ne pas exercer la médecine générale par vocation. Ainsi, la médecine générale, choisie et non imposée par l'échec, à rémunération égale, à durée de formation identique à celle des spécialistes, retrouverait sa place et sa notoriété. Enfin, l'internat n'étant plus une filière mais un recrutement de personnel à former pour les activités hospitalières pourrait être passé sur un programme particulier, durant tout le troisième cycle. Cela permettrait une vive émulation et les malchanceux poursuivraient leur formation dans la voie initialement choisie sans avoir perdu leur temps. L'internat durerait quatre ou cinq ans et serait la seule filière d'accession à la formation des chirurgiens et des médecins de médecine interne, car les conditions de formation de ces spécialités sont telles qu'aucune autre voie ne peut l'assurer efficacement.

Quant aux stages pratiques en première année, ils consisteraient en des visites organisées des différents établissements de soins, suivies d'exposés pratiques sur leur fonctionnement. La deuxième année serait consacrée à des stages de formation en séméiologie dans les hôpitaux généraux, universitaires, la troisième année, dans des services de recherche des hôpitaux universitaires, organisés en étroite corrélation avec les enseignements biocliniques. Enfin, les deux dernières années du deuxième cycle seraient réservées à un externat obligatoire, se déroulant dans les hôpitaux généraux universitaires. Les stages du troisième cycle correspondraient à des fonctions de résident dans des hôpitaux généraux, universitaires ou non, selon les places disponibles.

Un stage d'au moins six mois, dans un service de recherche universitaire, serait obligatoire en dernière année des études, afin de préparer les futurs praticiens à des collaborations entre le secteur libéral et les structures hospitalières et universitaires publiques. Durant ces trois années, les enseignements pratiques, théoriques et dirigés seraient assurés par les facultés de médecine. L'internat enfin se déroulerait dans les hôpitaux universitaires ou de recherche pendant quatre ou cinq ans avec, obligatoirement, plusieurs stages dans des hôpitaux de recherche. La préparation de ce concours d'internat relèverait des conférenciers d'internat qui montreraient ainsi leur goût pour la pédagogie en assurant un enseignement par petits groupes pour les épreuves écrites, orales et pratiques, qui compteraient chacune pour un tiers de la note totale.

Les enseignants, pour la majorité hospitalo-universitaires, pourraient avoir des fonctions, soit dans les hôpitaux universitaires de recherche, soit dans les hôpitaux généraux. Si leurs activités et leur qualification étaient prépondérantes en recherche leur service hospitalier serait un petit secteur de soins destinés aux affections en rapport avec leur activité de recherche ou les techniques nouvelles qu'ils mettent en œuvre avant de les transférer dans d'autres secteurs hospitaliers. Ceux qui seraient moins attirés par la recherche et plus par l'activité hospitalière choisiraient des fonctions dans des hôpitaux généraux universitaires où ils auraient de grandes activités de soins et d'enseignements et un petit secteur de recherche. Dans les hôpitaux généraux de la ville siège de la faculté, ou peu éloignés de l'Université, les chefs de service pourraient être hospitalo-universitaires, professeurs ou maîtres de conférences, ou encore chargés d'enseignement selon les cas. Dans les autres hôpitaux certains services pourraient être tenus par des chargés d'enseignement dont la compétence serait reconnue selon des modalités à déterminer.

Une des difficultés actuelles des hôpitaux publics réside dans l'inadéquation des besoins de soins, d'enseignement et de recherche, qui a conduit, comme nous l'avons vu dans la première partie à des situations sans issue. Pour éviter les mêmes difficultés il faut que les prérogatives des chefs de service de tous les hôpitaux soient identiques, même si les modes d'exercice sont extrêmement différents. De plus, pour que, dans les grands établissements existants actuellement, une réforme avec le minimum de heurts soit possible — c'est-à-dire des classements différents des services entre hospitalo-universitaires de recherche, hospitalo-universitaires généraux, hôpitaux généraux avec chargés d'enseignement ou sans chargés d'enseignement — il faut que la hiérarchie des rémunérations ne devienne pas un obstacle insurmontable. Pour ce faire, la rémunération des professeurs, des maîtres de conférence, des assistants, devrait, à grade et à échelon identiques, être la même dans les hôpitaux universitaires de recherche ou les hôpitaux universitaires généraux. Il est indispensable que les chefs de service et adjoints à ancienneté équivalente puissent avoir une rémunération identique à celle des médecins hospitalo-universitaires si le fonctionnement du service, par son activité, permet d'atteindre cette rémunération maximum. Ainsi, une saine émulation régnerait entre les divers services et les hôpitaux par une concurrence réelle et productive, sans excès puisque le système de contrôle que nous avons proposé plus haut les éviterait aisément. Cette clause d'égalité de rémunération des hôpitaux impliquerait que les chefs de service à qui elle s'appliquerait ne pourraient, en aucun cas, refuser de participer à des enseignements sollicités par la faculté.

L'apparent raccourcissement de la durée de formation des spécialistes ne manquera pas d'être contesté, notamment au nom des règles de la CEE. Elles seraient pourtant modifiables si la preuve était apportée que l'essentiel n'est pas la seule formation initiale mais le tout qu'elle constitue avec la formation continue. D'ailleurs, quel Etat membre a jusqu'alors soumis un projet global de santé à la CEE ?

N'oublions pas que la demi-durée de vie moyenne des connaissances médicales, qui est d'environ quatre ans, réduit le gain final de l'allongement des études à peu de choses, surtout si, par absence d'utilisation, elles ne sont pas régulièrement réactualisées. Il paraît donc bien préférable de faire porter les efforts sur une excellente formation continue tellement incitative qu'elle deviendrait générale.

## La formation continue des médecins

A une période où le savoir s'enrichit, se modifie et se périme très vite, la formation continue est une absolue nécessité pour faire progresser et, à défaut, au moins, maintenir les connaissances de tous les praticiens. Tous les médecins praticiens universitaires, hospitaliers et libéraux en sont pleinement conscients et pourtant pas plus de 10 à 20 % de toutes les catégories, des universitaires aux généralistes, des secteurs publics ou privés s'astreignent à suivre quelques séances de formation continue par an. Beaucoup de praticiens, en revanche, pratiquent l'auto-formation (livres, revues...) et c'est tout à leur honneur. Mais si cette activité — non reconnue d'ailleurs comme un réel travail indispensable aux malades — est nécessaire, elle n'est pas suffisante pour éviter un appauvrissement rapide des connaissances. Qui oserait exiger, ou même simplement espérer, que les étudiants devenus médecins, c'est-à-dire surchargés par les difficultés de la vie active, puissent assurer leur propre auto-enseignement alors qu'ils ont été formés par un enseignement supérieur dont la méthode de travail du “tout le cours mais rien que le cours”, est la règle ?

Quel médecin universitaire oserait exiger, ou même simplement espérer, la progression, ou à défaut le maintien, de la culture médicale générale des omnipraticiens, alors que les spécialistes de tous niveaux et disciplines et les universitaires eux-mêmes, sauf les chefs de service de médecine, auraient d'énormes difficultés à remplacer du jour au lendemain un omnipraticien ? La formation continue des médecins devra d'abord passer par la formation culturelle des formateurs, ou ne sera pas. Si cette étape était franchie les prises de conscience de l'absolue nécessité d'une pédagogie spécifique seraient telles que l'immense majorité des difficultés entre formateurs et formés disparaîtrait. Tant que, dans les structures publiques de tous niveaux, la formation continue ne sera pas une obligation statutaire, elle n'existera pas, car chacun, malheureusement à juste titre, aura toujours quelque chose de plus urgent à faire. L'obligation morale restera un vœu pieux, l'obligation coercitive serait inefficace. Il faut donc induire des motivations pour parvenir à créer une formation continue suivie par presque tous les praticiens.

Les qualités médicales de chaque médecin pourraient être appréciées de façon potentielle et réelle par chacun grâce aux cartes disquettes circulant entre les confrères lors des changements de médecin. L'autonomie de gestion des services médicaux des hôpitaux publics faisant obligation d'avoir “des clients” pour se maintenir ou progresser, serait un motif puissant pour accroître considérablement la participation des médecins à la formation continue. Elle deviendrait une nouvelle forme de convivialité médicale, à hiérarchie fondée sur le savoir, et non sur les titres ou la fortune. L'autodéfense de sa réputation, par le maintien ou la progression de son niveau culturel et technique, vaut toutes les incitations et coercitions extérieures, car lorsqu'elle n'est plus assurée le marché se charge de la réanimer. Dans l'intérêt de tous, les hospitalo-universitaires et les hospitaliers devraient, chaque semaine, organiser dans chaque hôpital public sur leur temps de travail des réunions inter-services. Au cours de ces réunions formelles, les membres de chaque service et les praticiens libéraux présenteraient des cas cliniques, des techniques biologiques ou d'imageries, des protocoles de recherche d'intérêt général de caractère culturel et non spécialisé. Ces réunions resserreraient les liens humains, sans rescolarisation des professionnels dont le nouvel état d'esprit de responsabilité conduirait au partenariat.

Cette remise à l'honneur des réunions des grands services cliniques, désormais inter-services pour leur donner le caractère de culture générale à partir de cas particuliers, pourrait très heureusement être complétée par des "semaines de formation continue" organisées par les facultés de médecine sur des propositions arrêtées par la profession, comme c'est le cas actuellement. A l'inverse, la médecine libérale pourrait aussi proposer des visites de cabinets et de cliniques pour que les médecins des hôpitaux publics se familiarisent avec les difficultés réelles de chacun. Il serait même souhaitable que, statutairement selon des modalités à déterminer, tous les enseignants de médecine ayant en charge les étudiants des deux premiers cycles doivent remplacer, durant de courtes périodes, des confrères omnipraticiens. Initiative qui, si elle devenait réalité, ferait disparaître des programmes de bien vaines questions de cours, grâce à la prise de conscience personnelle de leur totale inutilité.

## La formation médicale culturelle non praticienne

Le rôle des facultés de médecine ne peut plus se limiter à la seule formation initiale et continue des médecins. Ces établissements doivent assurer également une formation culturelle de santé sans objectifs d'exercice médical ou paramédical. Elle s'adresserait à deux groupes d'individus : les professions des secteurs proches de la santé et les citoyens économiquement inactifs, n'ayant pas d'objectifs professionnels (retraités, "oisifs économiques" de toute nature), désirant s'instruire pour s'instruire.

Le premier groupe comprendrait des professionnels (ingénieurs, techniciens supérieurs...) désireux d'avoir une culture de santé avant de s'intéresser à la conception, à la fabrication, ou à la vente de matériel médical et des juristes (administratifs, avocats conseils, magistrats...) souhaitant se spécialiser dans le droit national, communautaire ou internationale, la gestion, la réglementation et la législation de la santé. D'autres professionnels pourraient éventuellement bénéficier de cette formation. Cette formation correspondrait à un enseignement complémentaire, c'est-à-dire à une spécialisation, mais non à une filière autonome. Elle nécessiterait un an d'étude au minimum, à temps plein, avec un examen final écrit, oral et pratique. Cette éducation qui, évidemment ne serait pas un enseignement en raccourci de la médecine, porterait sur l'épistémologie, l'économie et le droit de la santé, l'éthique médicale. Elle serait assurée par des enseignements pluridisciplinaires théoriques (cours et séminaires), dirigés et pratiques, sous forme de visites de très nombreuses structures de santé (hôpitaux, laboratoires, dispensaires, cliniques, cabinets). Ainsi, une vraie culture de santé dispensée par des enseignants de médecine et d'autres disciplines, sans panmédicalisation primaire, alliant médecine, droit, économie, éthique et technique, pourrait fournir à d'autres professions les moyens de comprendre autrement que par une illusoire auto-formation, les vrais besoins et limites de la médecine afin qu'elle soit, grâce à tous ses professionnels, au seul service des citoyens.

Les membres du second groupe, économiquement non actifs au sens de l'Insee, bénéficieraient, pour leur seule culture, d'une formation de type université du temps libre. Les enseignements, sous forme de conférences et de groupes de travail, seraient échelonnés sur plusieurs années mais sans examen sanctionnant la "scolarité" puisque les "étudiants" de cette filière n'auraient pas pour but d'acquérir un diplôme permettant une activité rémunérée. L'objectif de ces enseignements de niveau universitaire serait double. Il procurerait d'abord aux participants une culture de "santé" à usage personnel, mais débouchant sur une diffusion familiale et amicale, de proche en proche, permettant, à moyen terme une démédicalisation de certaines activités. Il contribuerait ensuite aussi à la formation des cadres responsables d'associations, régies par la loi de 1901, à vocation sanitaire et sociale, regroupant des citoyens désireux d'utiliser leur temps disponible à des tâches d'intérêt collectif au lieu de s'ennuyer, ou de s'isoler et de se couper du monde. Cette deuxième vie professionnelle, du troisième âge, bénévole, consacrée à l'aide de malades jeunes ou âgés, de patients handicapés, d'individus souffrant dans leur corps et dans leur esprit, serait une vocation laïque procurant un grand dessein de vie aux retraités et aux personnes peu occupées. Tout en étant une importante source d'économie par leur caractère bénévole, ces activités très adaptatives, parce qu'indépendantes de structures administratives contraignantes, permettraient de grands progrès avec un minimum de dépenses supplémentaires. Ainsi, à la solidarité financière, surtout supportée par les actifs, s'ajouterait la solidarité humaine, surtout assurée par les retraités prenant en charge leur groupe d'âge, mais aussi les plus jeunes, dans des domaines non couverts ni organisables par les services publics. Ces activités extrêmement utiles et non concurrentielle des organismes publics seraient donc sans effet négatif sur l'emploi (au contraire, même, car certaines tâches ne pourraient être assurées que par des employés des associations). Les plus beaux élans de générosité se brisent toujours sur l'incompétence. Il faut donc former ces bénévoles à ces nouveaux métiers-vocations, par des enseignements leur donnant les moyens d'assumer les responsabilités en rapport avec leur altruisme. Ainsi, des associations d'hospitalisation à domicile de personnes âgées, de télé-surveillance médicale, de conseils de santé, d'aide psychologique, d'activités physiques pour handicapés et personnes âgées, de formation et d'information de santé de niveau non universitaire, pourraient se constituer avec — si les responsables sont compétents et la cause reconnue d'utilité collective — certaines aides publiques relayant des aides privées.

Cette façon de gérer une partie importante de la santé permettrait, d'une part, de satisfaire rapidement des besoins manifestes et, surtout, de réintroduire la dimension humaine dans la solidarité de santé s'opposant à une médecine mercantile.

Ces deux grands groupes d'enseignement de santé ne peuvent que relever des facultés de médecine, pour éviter qu'ils ne deviennent des causeries de secourisme élémentaire ou un panmédicalisme philosophique ne répondant à aucun des objectifs qui justifient leur création. Mais ne nous imaginons pas que ces enseignements seront faciles à élaborer. Ils nécessiteront une culture très diversifiée, dont manquent souvent les universitaires désormais trop spécialisés, et un sens pédagogique sans aucune commune mesure avec celui qu'exige la formation initiale. Indépendamment de leur intérêt pour les enseignés, ces enseignements auraient une énorme importance pour les enseignants. En effet, ces enseignements nouveaux, de nature toute différente d'une formation professionnelle, obligeraient les enseignants à de vastes réflexions sur la médecine et ses relations avec les autres domaines de la connaissance et redonneraient sa vraie place à l'enseignement supérieur, dont bénéficieraient, alors, les étudiants en médecine, et notamment ceux du premier cycle.

## Vidéo et informatique, moyens de formation et outils de travail

Comme les autres formations universitaires, l'enseignement médical est organisé selon trois degrés : les enseignements théoriques, dirigés et pratiques. Les enseignements théoriques si décriés à tort quant à leur principe, mais à juste raison quant à leur modalité d'utilisation actuelle, devraient partir du général pour arriver au particulier, c'est-à-dire de la maladie au malade grâce au vécu professionnel de l'enseignant. Or, il s'avère que par manque de formation pédagogique, les cours se réduisent souvent à des présentations similaires à celles des manuels. Les enseignements dirigés sont souvent des répétitions en petits groupes de l'enseignement théorique, alors qu'ils devraient en réalité partir des connaissances acquises, grâce au cours, et permettre à chaque étudiant de se constituer, avec l'aide des enseignants, des démarches intellectuelles générales en s'appuyant sur des cas particuliers réels ou imaginés. Les enseignements pratiques, enfin, trop souvent simple illustration des enseignements précédents, doivent permettre aux étudiants munis — de leurs connaissances et des démarches intellectuelles acquises —, d'exercer sous le contrôle et l'aide des enseignants une activité professionnelle réelle.

Compte tenu des transformations intervenues dans ces trois types d'enseignement, par l'absence de formation pédagogique, l'audiovisuel puis l'informatique sont apparus comme les meilleurs moyens de substitution à des enseignements défaillants. Mais ces moyens ne peuvent restituer que ce qu'ils ont emmagasiné, avec, de plus, des altérations liées à la technique et au savoir-faire des utilisateurs. L'absence de formation pédagogique ayant produit ce que l'on sait, l'absence cumulée de formation pédagogique et de formation aux techniques audiovisuelles nécessitant de grandes compétences professionnelles n'ont pu produire que la médiocrité. Si ces moyens modernes ne peuvent remplacer l'enseignement humain direct, ils peuvent être des aides plus ou moins précieuses selon les aptitudes de leurs concepteurs. Comme pour les autres enseignements, il faut toutefois d'abord définir les objectifs puis s'assurer qu'ils peuvent être atteints et, enfin, parvenir à une réalisation technique parfaite qui ne s'improvise pas.

L'enseignement peut vouloir, à l'aide de la vidéo, transmettre des idées, des sensations et des sentiments ou accumuler des faits pour une auto-formation. La transmission des idées par la vidéo est, de loin, la tâche la plus complexe, car la force de l'image peut produire une dispersion et une déconcentration psychologique diluant le message cognitif au profit du visuel et de l'esthétique. A l'inverse, la production dépouillée, aride, conduit inexorablement à la perte d'intérêt et à la passivité intellectuelle. Vouloir utiliser cette méthode pour la transmission d'idées implique une culture pédagogique doublée d'un goût pour l'image et la technique, ainsi que d'importants moyens en matériel et en personnel. Comme cette triple exigence n'est presque jamais remplie, l'échec est inévitable avec, comme conséquence, l'abandon d'un excellent moyen de diffusion des connaissances.

La transmission des sentiments et des sensations est beaucoup plus aisée car tout y concourt, si le choix du sujet et la qualité de l'image sont bons, l'impression psychologique de vivre réellement l'événement au lieu de se le faire raconter, émerge. Mais, comme actuellement , le savoir-faire et le savoir-être sont bannis de la formation médicale cette aide est inconnue. Si, en revanche, la réforme proposée était appliquée, l'audiovisuel serait d'une extrême importance pour l'enseignement des comportements humains (face à la souffrance, la mort, l'accident...), dont tout étudiant devrait pouvoir bénéficier à l'aide de documents audiovisuels, présentés en introduction des travaux dirigés. Mais, en ce domaine aussi, l'aide de professionnels sera indispensable pour que la fiction devienne une réalité.

L'accumulation des faits pour l'auto-formation est à la fois la plus simple et, cependant, la plus négligée des applications de l'audiovisuel. En effet, la prise en continu d'actes médicaux (examens de malades, opérations, entretiens avec les patients, recherche d'un signe...) et la rediffusion du même acte comparé à celui réalisé par l'enseignant n'implique presqu'aucune technique et un faible investissement, puisque les bandes magnétiques sont réutilisables. Les erreurs dans le geste, les entretiens mal conduits, les examens incomplets, peuvent être corrigés par l'étudiant lui-même, sans froissure d'amour propre inutile et avec un nombre de répétitions aussi important que nécessaire pour obtenir le résultat parfait. Enfin, cette technique, comme nous le verrons plus loin, est indispensable en recherche clinique, d'où l'importance de l'enseigner précocement et longuement, afin qu'elle devienne un automatisme extrêmement utile pour accumuler des documents de qualité et corriger les erreurs techniques. Mais la crainte du document "objectif" fait trop souvent préférer la description qui peut toujours, secondairement, être adaptée aux circonstances.

L'informatique, plus que l'audiovisuel, génère des contraintes multiples que tout utilisateur se doit d'intégrer à sa pratique afin d'éviter les échecs itératifs, cause de désillusions et d'abandon parfaitement injustifiés et injustifiables. Dans le cadre de la formation médicale initiale, et, plus encore, continue, l'informatique devrait être présentée comme un outil aux fonctions multiples pour les praticiens de toutes spécialités. L'utilisation bureautique de l'informatique pour la génération et la lecture des "cartes disquettes dossiers médicaux" relève de quelques règles simples. Elles obligent à une discipline et à une rigueur — non exigées, à tort, des étudiants en médecine — dont le développement sera indispensable sous peine de détruire cet extraordinaire moyen de la médecine du XXI^e^ siècle. L'enseignement doit être totalement repensé en fonction des banques de données médicales procurant des aides au diagnostic et aux thérapeutiques, grâce aux nombreux logiciels spécifiquement médicaux qui se développeront durant la prochaine décennie. La miniaturisation créera une infra-micro-informatique de poche — ou banque personnelle de données — utilisable en tout lieu. Il faut donc, dès maintenant, former les étudiants (car ils ne seront médecins que dans huit ou neuf ans) à ce nouveau mode de raisonnement et d'exercice se fondant en grande partie sur leur deuxième mémoire — à utiliser comme celle de leur cerveau mais permettant de le décharger de tâches désormais inutiles. Pour cela, il faut établir des modes de raisonnement adaptés et des procédures précises permettant de traiter les collectes de signes, détectables exclusivement par l'esprit humain. Mais tout cela ne s'improvisera pas. Il faut aussi qu'en cas d'erreur ou de panne, la mémoire humaine soit en mesure d'établir les diagnostics et d'assurer les traitements d'urgence, car, en médecine, cette activité ne pourra jamais être négligée. Le tout informatique restera toujours inacceptable. La recherche des signes de toute nature, démarche essentielle de la médecine du XXI^e^, doit être enseignée en même temps que les procédures informatiques d'aide au diagnostic et aux thérapeutiques. Paradoxalement, la nouvelle médecine du XXI^e^ siècle se fonderait sur la grande clinique française dont les signes découverts par elle, seraient désormais traités par l'informatique, puis retraduits par le médecin en prescriptions humaines individuelles.

Si les médecins n'investissent que timidement dans l'informatique, l'outil sera pauvre; mais d'autres l'investiront et les praticiens finiront par confondre l'outil et l'idée entraînant la médecine vers les pires exercices imaginables. Les universités de santé ne peuvent donc qu'être favorables à la promotion maximale de l'informatique médicale mais doivent en tirer les conséquences : c'est-à-dire décider, dès aujourd'hui, la révolution des enseignements des futurs médecins du XXI^e^ siècle.

Chapitre 8

# La recherche médicale

## Une évolution incontrôlée

Actuellement, la recherche médicale est divisée en deux secteurs relativement bien séparés : la recherche fondamentale et la recherche appliquée comportant la recherche en santé publique et la recherche clinique. Cette dernière est admise avec une certaine condescendance, ce qui est tout à fait regrettable, compte tenu de l'enjeu qu'elle représente pour la santé des citoyens. La recherche médicale fondamentale ne peut, évidemment, qu'être biomédicale c'est-à-dire biologique de fait, puisque les autres domaines de la science (chimie, physique, mathématiques...) sont utilisés en médecine sous forme de connaissances, de techniques et d'appareils mais pas en tant qu'objets de recherche. Cette notion de recherche biomédicale fut d'ailleurs un concept pernicieux, puisqu'il fit disparaître la spécificité d'une vraie recherche médicale en l'accrochant à la biologie. Celle-ci comprend un ensemble de connaissances essentielles pour la médecine mais très minoritairement centrée sur l'homme. Avant 1960, les cliniciens dominaient les facultés de médecine, mais les fondamentalistes y assuraient une recherche qui fut longtemps le moteur de toute la biologie. La création des CHU transforma les fondamentalistes en biologistes des hôpitaux, soumis à une routine d'analyses très consommatrices de temps, ce qui les éloigna de leurs activités antérieures de recherche. Ainsi, la recherche fondamentale déserta des CHU, sans que de vrais objectifs d'une authentique mais nouvelle recherche médicale soit arrêtée puis promue, malgré la triple fonction des hospitalo-universitaires proclamée par la loi Debré (soins, enseignement et recherche). La recherche fondamentale quitta donc progressivement les facultés, et s'installa dans des structures de recherche employant des chercheurs de profession, rarement médecins ou ayant abandonné la pratique par goût de la "vraie" recherche c'est-à-dire dans leur esprit, de la recherche fondamentale.

En France, l'évolution de la politique des deux grands organismes institutionnels de recherche — le Centre national de la recherche scientifique (CNRS) et l'Institut national de la santé et de la recherche médicale (Inserm) — est éclairante. Par désir de notoriété, l'Inserm n'a cessé de copié le CNRS. Il a donc promu les mêmes travaux fondamentaux, mais étiquetés biomédicaux. La chance d'une vraie recherche médicale — objectif toujours proclamé par l'Inserm — a été gâchée par les responsables successifs de cette structure.

Au lieu d'élaborer une politique de formation à une authentique recherche médicale et d'intégration dans les facultés de médecine et les hôpitaux — avec des objectifs de biologie spécifiquement humaine — les responsables de l'Inserm ont considéré que les médecins n'étaient pas aptes à la recherche, leur niveau scientifique leur paraissant insuffisant. Comme toute administration, l'Inserm voulut avoir ses chercheurs, ses groupes, ses unités, sa gestion, ses commissions, ses experts, ses gloires. Toute possibilité d'organisation d'une vraie recherche médicale dynamique fut sacrifiée après l'intégration des fondamentalistes dans les CHU et des cliniciens dans les facultés. Ce grand projet impliquait patience, persévérance et désintéressement personnel. Afin de justifier cet organisme par rapport au CNRS, les unités de recherche furent attribuées initialement à quelques professeurs de médecine. Ce fut une grave erreur supplémentaire. En raison de l'exclusion des cliniciens, des maigres salaires et des modestes carrières offertes, les équipes furent recrutées parmi les diplômés des facultés des sciences, de pharmacie ou des grandes écoles. Dans les unités Inserm, les médecins hospitolo-universitaires se réduisaient souvent au seul responsable, qui cumulait les fonctions de professeur, d'hospitalier et de directeur de recherches. Il devenait une caution garantie "santé" mais n'était, au mieux, que l'initiateur de la recherche sur des sujets médicaux, sans avoir lui-même de grandes compétences techniques. Il devint même, dans certains cas, l'administratif de la recherche aux yeux de beaucoup de ses chercheurs.

Pendant ce temps, le CNRS et l'Institut Pasteur prirent les orientations qui s'imposaient même si, parfois, elles furent lourdes et peu adaptées, à en croire certains de leurs cadres actuels. Si la biologie et, notamment la biologie moléculaire, ont grandement promu la recherche biologique fondamentale, la recherche médicale aggrava sans cesse son retard par manque d'objectifs spécifiques, de formation suffisante des médecins et de structures adaptées. La recherche spécifiquement médicale, destinée à l'homme, reste pourtant l'objectif — déclaré ou secret, conscient ou inconscient — de tous les biologistes, y compris des plus fondamentalistes.

Comme, en 1964, l'Inserm remplaça l'Institut national d'hygiène, ce nouvel organisme poursuivit son action en faveur de l'épidémiologie classique. Mais la recherche en santé publique n'eut pas l'essor que les énormes progrès de la médecine pouvaient laisser espérer. Très souvent, les épidémiologistes se contentent d'être d'excellents méthodologistes mais n'acquièrent pas la maîtrise technique des domaines d'origine des résultats qu'ils analysent (histo-pathologie des tumeurs dont ils étudient par exemple l'épidémiologie...). Il en résulte, lorsque ces études reposent sur des résultats de provenances diverses, une hétérogénéité produisant parfois des erreurs d'interprétation altérant gravement la signification de l'étude, pourtant excellente quant à sa conception et sa réalisation théorique.

Cette modalité de travail provient, à nouveau, d'un désir, conscient ou inconscient, de ne pas intégrer à part entière les diverses activités cliniques ou biocliniques dans une recherche authentique de caractère médicale pratique. L'Inserm a également négligé de faire entreprendre par les médecins hospitaliers et les médecins praticiens de vastes études sur les valeurs comparées des explorations paracliniques pour le diagnostic et les suivis thérapeutiques. Des recommandations scientifiques précises auraient pu être données à partir de ces études objectives et impartiales aux facultés de médecine, aux praticiens de tous niveaux, voire à la Sécurité sociale. Elles auraient très nettement atténué les gaspillages, en évitant, notamment, les examens inutiles, les doubles ou triples emplois injustifiés. De même, des études sur l'efficacité thérapeutique de très nombreux produits auraient dû être réalisées de façon systématique. L'Inserm a, tout au plus, accepté d'entreprendre quelques études parcellaires de type épidémiologique. Pourtant, l'objectivité des études et leur absence de liens financiers avec les laboratoires pharmaceutiques producteurs de ces produits eût été une garantie pour tous. Elle aurait ainsi permis d'améliorer de façon considérable les indications des diverses drogues, facilitant la tâche des médecins et améliorant le traitement des malades. La politique de l'Inserm dans tous ces domaines fut donc une erreur aux conséquences financières très préjudiciables à la Sécurité sociale et, en définitive, à la collectivité.

L'Inserm dépendant du ministère de la Santé et, très souvent, simultanément, de celui de la Sécurité sociale n'a pas initié, encouragé — ou au moins soutenu — des études, qui auraient permis d'avoir une opinion scientifique précise sur la validité de toutes les explorations cliniques et de très nombreux médicaments. Cela prouve qu'il n'y a eu aucune coordination entre les services centraux et la politique de la recherche médicale organisée par des technocrates, pourtant parfois médecins, mais ayant oublié, par absence de pratique, leur vocation primitive.

La recherche clinique apparaît, pour l'Inserm, comme un sous-produit de la pratique clinique et n'existe ni pour les hôpitaux ni pour les facultés de médecine. Comment un institut national de la santé et de la recherche médicale peut-il justifier son abandon presque total de la recherche clinique ? Comment les hôpitaux peuvent-ils expliquer leur absence d'intérêt pour une activité dont la vitalité conditionnera la qualité des soins du futur ? Comment les facultés de médecine peuvent-elles prétendre enseigner la pathologie humaine et, en même temps, méconnaître la recherche spécifique de cette pathologie ? Quant au niveau scientifique de la recherche clinique, l'Inserm a toujours repris ses critiques négatives, mais n'a formulé aucune proposition pour l'améliorer et donner aux cliniciens les moyens de se former et de réaliser ces études. Cet institut a laissé croire que sa vocation était d'être le découvreur des futurs prix Nobel de la médecine. Il a enfin toujours prétendu que la clinique, base de la recherche clinique, relevait des soins dans les hôpitaux et non de sa compétence. Simultanément, les hôpitaux, n'ayant aucune ligne budgétaire de recherche, ont renvoyé les demandeurs de crédits à l'Inserm et aux facultés de médecine, qui n'ont jamais eu de crédits de l'Education nationale pour la recherche médicale clinique. Ainsi, la boucle s'est refermée sur elle-même; et des activités de recherche des plus utiles pour le malade et l'économie de la santé sont, au mieux, réalisées à partir de bilans cliniques non justifiés par les soins, ou à l'aide d'un financement extérieur provenant des laboratoires pharmaceutiques. Cela a au moins permis d'entretenir une faible recherche médicale clinique délaissée par tous les organismes institutionnels. Comment s'étonner ensuite que, devant des perspectives aussi peu enthousiasmantes, les cliniciens — notamment les plus jeunes — n'aient pas été attirés par une recherche méprisée par leurs parents !

## Le malade et la recherche médicale

Toute recherche médicale part nécessairement du malade — sujet d'observation clinique — ou de son traitement. Elle se poursuit par des expérimentations animales, avant de s'achever par un retour vers le malade. Elle devient alors, si son apport est positif, une nouvelle méthode de diagnostic ou de traitement. Il faut distinguer les recherches médicales à fonctions diagnostiques de celles à visées thérapeutiques car les écueils psychologiques et éthiques, mêmes s'ils sont de nature semblable, diffèrent parfois énormément quant à leur vécu par le malade et le médecin. Dans les deux cas, le malade, sujet, préoccupation essentielle du médecin, devient, en plus — et dans certains pays essentiellement —, objet d'un groupe permettant une recherche, source des progrès utiles, voire indispensables à tous. Le malade devient alors un maillon de la solidarité devant l'adversité. Il est évident que ces recherches, d'une essence tout à fait particulière, posent de grandes questions éthiques et pratiques qu'il faut obligatoirement aborder, sans jamais les banaliser, avant de proposer des réformes de la recherche médicale française. Cette dernière doit reposer sur des bases éthiques, techniques et économiques connues de tous et acceptées par tous. Il ne fait de doute pour personne que la recherche médicale doit avoir pour première contrainte inviolable l'intérêt du malade qui se prête, selon des modalités très diverses, à cette recherche. Celui-ci doit nécessairement en tirer un avantage, au moins théoriquement prévisible, et avoir la certitude qu'aucune autre méthode n'impliquant pas l'homme ne peut le remplacer. Il est alors évident que la recherche médicale ne peut qu'être partie intégrante de la médecine praticienne et n'être qu'exclusivement confiée aux médecins chercheurs ayant une vaste culture humaine, éthique et technique. Vouloir, pour quelque raison que ce soit, transgresser cette règle serait une intolérable menace pour l'homme, subitement devenu simple objet de travaux scientifiques, au lieu d'être un patient soigné dont l'observation parallèle peut fournir matière à une étude, support d'une recherche de caractère général, mais aussi utile pour lui.

Cela confirme que la formation initiale et continue des médecins doit être humaine et technique pour les soins et, simultanément, qu'elle doit, intégrer la recherche médicale, puisque les démarches intellectuelles de soins et de la recherche procèdent des mêmes raisonnements. La pratique et la recherche médicales sont agonistes, leur antagonisme serait très néfaste pour l'homme. Formons donc tous nos étudiants à la recherche médicale et nous obtiendrons d'excellents praticiens doublés de bons chercheurs, de l'omnipraticien à l'universitaire exerçant dans un Centre hospitalier universitaire de recherche (CHUR).

La recherche médicale diagnostique peut être subdivisée en deux sous-parties : celle liée à des explorations non invasives et celle liée à des explorations invasives. Les explorations non invasives, c'est-à-dire externes par rapport au corps du patient (imageries), sont désormais sans aucun danger pour le malade et ne lui créent aucun désagrément, sauf de petites pertes de temps. Il est évident que ces recherches ne posent aucune question morale et sont toujours licites, dès lors que le malade a donné son accord pour y participer. Les explorations médicales invasives (endoscopies, cathétérismes...) sont soit non dangereuses et rejoignent la catégorie précédente, soit susceptibles de produire des incidents — voire des accidents — sans pour autant mettre la vie du malade en danger. L'indication de telles explorations expérimentales doit être réservée aux cas dont les autres méthodes codifiées ne peuvent fournir le diagnostic ou sont potentiellement tout aussi iatrogènes. La question de la souffrance infligée, jadis si importante, ne se pose pratiquement plus actuellement, grâce aux multiples possibilités d'analgésie complète, pré-, per- et post-exploratoire. Ce qui fait disparaître les cas de conscience, freins au progrès mais humainement tellement essentiels. En pratique, les recherches médicales à objectif diagnostic ne posent qu'exceptionnellement des cas de conscience, aux médecins bien formés; il n'en va pas de même pour certaines recherches à visée thérapeutique.

La recherche thérapeutique peut, elle aussi, être subdivisée en deux sous-ensembles : la recherche chirurgicale et la recherche médicale, au sens étroit de pathologie médicale. La recherche chirurgicale procède de deux méthodes : l'adaptation de proche en proche de techniques déjà utilisées chez l'homme et l'innovation technique, reposant sur la chirurgie expérimentale animale, transposée secondairement à l'homme. Quel que soit le nombre des indispensables expérimentations animales antérieures et l'entraînement technique qu'elles procurent, les résultats positifs nombreux obtenus et les multiples répétitions sur des cadavres humains, la mise en œuvre d'un nouveau traitement chirurgical est toujours une discontinuité puisque, pour la première fois, l'homme la subit ou en bénéficie. Il faut donc que le résultat théorique escompté — fondé sur la chirurgie expérimentale non humaine — soit supérieur à tous ceux obtenus par les autres techniques utilisables et de plus indispensable, au malade, si sa vie peut être mise en danger ou si des séquelles graves peuvent en résulter. Dans les cas gravissimes, ce peut être l'intervention de la dernière chance (comme ce fut le cas pendant longtemps en chirurgie cardio-vasculaire), dont même l'issue fatale pour un patient contient en germe un progrès certain pour d'autres malades. L'essentiel, dans ces cas souvent désespérés, est de ne pas cacher au malade et à sa famille le risque encouru. De même, il ne faut pas précipiter le patient dans un abîme de désespoir pour l'inciter, consciemment ou non, à accepter cette éventuelle chance de survie. Ces notions sont connues de tous les médecins. Nous sommes donc stupéfaits que la base même de chaque recherche chirurgicale, essentielle pour le malade, ait été supprimée par une décision ministérielle autoritaire, qui a fait disparaître la chirurgie expérimentale des disciplines enseignées et pratiquées dans les facultés de médecine françaises et les hôpitaux universitaires. Comment a-t-on pu raisonnablement en arriver là ?

La recherche thérapeutique médicale a pour vocation d'apporter les preuves objectives de l'efficacité des traitements — notamment pharmaceutiques — chez l'homme, ce qui conduit les médecins chercheurs, selon les affections à traiter, à se poser des questions extrêmement diverses. Ces preuves d'efficacité peuvent provenir, pour les maladies organiques à étiologies et mécanismes de production connus, d'examens paracliniques itératifs, quantifiables (atténuation ou disparition d'images pathologiques, ou de perturbations biologiques), traduisant, sous traitement, une évolution favorable corrélée avec les constatations cliniques. A l'inverse, lorsque des signes objectifs quantifiables n'existent pas (maladie fonctionnelle, psychiatrie...) la preuve repose sur les seules appréciations subjectives des patients et de leurs médecins.

Il faut, alors, disposer de méthodes faisant disparaître les interprétations subjectives liées à d'autres facteurs que le produit à tester. Pour cela, les malades sont rassemblés en deux groupes constitués de façon totalement aléatoire (randomisation), le premier reçoit un placebo et le second le médicament, sans que le médecin et le malade ne sachent s'ils disposent du produit actif (expérience en double aveugle). Cette méthode permet de remarquables études statistiques, prouvant, malgré l'absence de signes objectifs, l'efficacité ou non du produit expérimenté. L'utilisation de cette méthode ne pose aucun problème moral au médecin, dans la mesure ou la maladie ne risque ni de s'aggraver ni d'évoluer défavorablement par absence temporaire de traitement. Le malade doit toutefois être tenu au courant de l'essai thérapeutique et doit donner son accord en toute connaissance de cause. Mais d'autres maladies (cancers, certaines maladies du sang) vont poser aux médecins chercheurs des questions éthiques et techniques d'une extrême complexité, lors de recherches thérapeutiques les concernant. En effet, le pronostic vital individuel de ces affections est incertain parce que leur évolution spontanée est habituellement imprévisible, même si, statistiquement, elles sont connues et parce que leurs causes et mécanismes de production sont inconnus et inexplorables. Même si le groupe placebo est remplacé par un groupe à traitement, utilisé couramment (ce qui n'est pas le cas dans tous les pays), les recherches médicales thérapeutiques pour rendre les traitements des cancéreux plus efficaces encore posent toujours de graves questions éthiques. Comme les étiologies des cancers ne sont pas connues et que les cancers des animaux ne sont pas superposables à ceux de l'homme — il faut donc impérieusement entreprendre — après d'indispensables et très nombreuses expérimentations animales, longues et précises des essais thérapeutiques chez l'homme avec randomisation, ou renoncer à tous progrès médicaux dans ce domaine.

Même la question du recours — de prime abord si choquant — à une série de patients "traités" par un placebo se pose, car tous les traitements anticancéreux, d'origine essentiellement empirique, ne sont pas dénués d'effets iatrogènes. Par conséquent, la légitimité du traitement, par rapport à l'abstention, doit être scientifiquement établie.

Tant que la recherche fondamentale n'aura pas trouvé les causes des maladies cancéreuses et les moyens de s'y opposer, la recherche clinique sera — et restera, malheureusement, pour longtemps encore, probablement — la seule voie efficace pour les malades d'avoir des espérances de vie de plus en plus longue dont beaucoup s'apparentent à de véritables guérisons. Il faut pouvoir prouver chez l'homme, donc par l'homme, que les nouveaux produits, leurs diverses associations, ou différentes modalités d'administration, sont plus efficaces que celles utilisées antérieurement, c'est-à-dire qu'ils procurent une plus longue durée de vie sans récidive, ni dissémination métastatique. L'essai thérapeutique est la seule voie possible pour le moment. Il serait utile que la cancérologie disposât de moyens précis pour quantifier, chez l'homme, la rapidité de production de cellules cancéreuses viables et leur agressivité, avant et après les essais thérapeutiques. La démarche, bien que plus expérimentale, serait à la fois beaucoup plus heuristique et une garantie beaucoup plus grande pour les malades acceptant les essais thérapeutiques, en effet, en cas d'inefficacité individuelle d'un produit, il pourrait être rapidement arrêté et remplacé par un autre plus favorable.

Comment constituer des équipes entières vouées à des problèmes aussi importants, quand la médecine expérimentale, base de ces recherches, est supprimée des disciplines d'enseignement et de recherche des facultés de médecine et hôpitaux universitaires français, au même titre que la chirurgie expérimentale ? Et que penser de l'Inserm qui néglige ces recherches médicales, qualifiées avec mépris de cliniques ? Comprendra-t-on un jour que la recherche clinique est destinée à l'homme d'aujourd'hui et de demain, alors que la recherche fondamentale, quel que soit son immense intérêt, ne sera appliquée que dans un futur proche, au mieux, ou lointain, au pire ? Les deux recherches sont complémentaires et non adversaires et, pour ceux qui souffrent et meurent, aussi dignes d'intérêt l'une que l'autre.

## La recherche médicale

Pour éviter des confusions, il faut d'emblée séparer la recherche biologique, à caractère général et fondamental, de la recherche médicale, à objectif humain et appliqué. En effet, la recherche biologique correspond à une activité pouvant — et, éventuellement, devant — avoir une ou de nombreuses applications en médecine alors que la recherche médicale a pour objectif l'homme malade, c'est-à-dire la pathologie et la thérapeutique humaines d'aujourd'hui et de demain. La recherche biologique peut — et devrait peut-être même — n'être assurée que par des chercheurs non médecins. Les médecins ne peuvent prétendre tout savoir et tout faire. Mais ces chercheurs devraient pouvoir collaborer en toute indépendance à des recherches médicales sans que leur rôle soit réduit à celui d'exécutant. Il serait probablement très souhaitable que la recherche biologique soit administrativement indépendante de la médecine pour éviter un panmédicalisme financièrement insupportable et une confusion dans le public, avec l'impact psychologique qui peut en résulter par l'intermédiaire de l'amplification produite par les médias. La recherche biologique, une fois les découvertes faites, devrait, par contrats, selon des modalités à déterminer, pouvoir se poursuivre par une recherche médicale. A l'inverse, la recherche médicale se heurtera toujours à des difficultés impliquant une recherche biologique de base ne relevant pas de la formation et de la culture de ses chercheurs. Il faut donc qu'elle puisse, elle aussi, par contrats, faire réaliser des parties de son activité par des structures non médicales. Ainsi, ces deux branches de la recherche, autonomes mais volontairement interdépendantes, pourraient, sans hégémonie ni exploitation intolérables, produire des recherches convergentes dans l'intérêt bien compris des parties et, en définitive, de tous les citoyens.

Il est évident que, dans cette perspective, l'actuel Inserm doit être remplacé par un Centre national de la recherche médicale (CNRM), homologue du CNRS, mais à vocation exclusivement médicale et ne s'occupant que de la recherche en biologie, pathologie et thérapeutiques humaines arrivées au stade de l'utilisation chez l'homme. Le CNRS, ayant alors en charge la recherche biologique, qu'elle soit végétale, animale ou générale, c'est-à-dire applicable, éventuellement, à la pathologie ou à la thérapeutique humaine. Le CNRM aurait en charge la recherche en santé publique évoquée plus haut et la recherche clinique réalisée par des médecins — et uniquement des médecins — aidés par des techniciens de tous niveaux. Des contrats de recherche médicale devraient prévoir des financements complémentaires permettant de faire réaliser des recherches par d'autres équipes dépendant d'autres organismes (Institut Pasteur, CNRS, Faculté des sciences, établissements privés...). Le CNRM devrait aussi allouer des crédits pour la formation initiale et continue des chercheurs et d'autres pour les formations de reconversion, par l'intermédiaire de stages, dans des établissements de recherche, français ou étrangers. Ces stages seraient choisis par les intéressés avec l'accord de leur directeur de recherche, en fonction de leurs recherches, et non de leur discipline universitaire ou hospitalière d'exercice. Parmi les pays économiquement développés, la France est l'un des seuls à n'avoir toujours pas créé l'année sabbatique de recherche. Dans le domaine de la médecine — et compte tenu de la triple vocation des médecins universitaires (enseignement, soins et recherche) —, cette charge financière devrait relever du CNRM.

Si le recrutement des universitaires en médecine doit reposer sur la recherche, il doit, tout autant, reposer sur des travaux et aptitudes aux soins et à l'enseignement. De plus, les travaux de recherche devraient être jugés sur leur qualité d'abord et leur quantité ensuite, si bien qu'un excellent travail novateur poursuivi pendant plusieurs années, même s'il n'a donné lieu qu'à une publication, serait largement préféré à cinquante publications médiocres, ou relevant de la compilation sans grand travail personnel. Les publications à auteurs multiples devraient faire clairement ressortir, sous peine de n'être pas prises en compte lors d'un concours, la ou les parties réalisées effectivement par les différents auteurs, ainsi que le ou les concepteurs du travail. Puisque la base de tout travail de recherche est l'honnêteté intellectuelle, il est évident qu'elle doit se poursuivre par la possibilité d'attribuer à chacun des signataires du travail leur juste participation au travail collectif. Du seul fait de cette déclaration publique, beaucoup d'excès disparaîtraient. Enfin, des pratiques avilissantes pour la recherche et les chercheurs doivent nécessairement cesser. Il est intolérable que des quêtes, campagnes de dons, faisant appel à la charité ou à la crainte de la maladie, de la mort, soient des modes de financement d'organismes ou d'associations ayant des objectifs de recherche médicale. Il est indigne de la médecine, même si elle est dans l'embarras financier, de laisser exploiter l'anxiété, les phobies, la souffrance et la mort, leviers psychologiques insidieusement utilisés, pour contraindre moralement les citoyens à une charité médicale de prémunition contre l'adversité. Que l'Etat prenne ses responsabilités ! S'il estime que la recherche médicale est nécessaire, voire indispensable, à la santé des citoyens, qu'il la finance, sans faux-fuyants, en augmentant, éventuellement, les impôts et en créant une ligne budgétaire nouvelle. Il n'a pas hésité à créer l'impôt sécheresse, l'impôt solidarité, ou le prélèvement pour la Sécurité sociale, pourquoi renoncerait-il à un impôt recherche médicale ? Si cela devait se faire, une condition devrait être respectée : que ce prélèvement ne soit pas secondairement détourné de sa vocation initiale. Ainsi, la recherche médicale, comme la médecine de soins, relèverait de la solidarité nationale et ne serait plus alimentée par des dons provenant, le plus souvent, des moins fortunés. Cette nouvelle solidarité qui, à terme, allègerait l'actuelle, devrait être supportée proportionnellement aux ressources. Ainsi, la justification par certains d'une recherche spectacle par médias interposés (affiches, radios, télévision, galas...) disparaîtrait et les promotions personnelles de quelques-uns pourraient être rigoureusement contrôlées, sinon interdites. L'information régulière et complète du public sur la recherche qu'il finance est un devoir des chercheurs. La publicité pour la gloire personnelle est plus qu'une faute, quand elle se fonde sur l'exploitation des sentiments de peur des spectateurs-donateurs.

La création d'associations, à gestion parfois peu précise, devrait être interdite dans le domaine de la recherche médicale, ou subir des contrôles très fréquents et très détaillés, puisque les universités susceptibles d'accueillir des chercheurs disposent d'agents comptables de l'Etat. Que les modalités des financements de la recherche — qui constituent actuellement un carcan l'entravant — impliquent une importante réforme de structures, personne ne le contestera. Mais qu'elles justifient des structures parallèles de dérivation, cela personne ne peut le soutenir. De même, s'il est normal que des entreprises, des laboratoires pharmaceutiques, des établissements commerciaux sollicitent des prestations de recherche médicale, il est tout aussi normal que les financements soient sans ambiguïté et que les résultats des travaux n'apparaissent jamais comme une promotion à vocation publicitaire des produits étudiés. Que l'administration simplifie donc ses procédures financières dans le domaine de la recherche, notamment médicale, et fasse plus confiance aux chercheurs. Elle pourra toujours entreprendre des vérifications précises, *a posteriori,* dont les effets seraient parfaitement connus de tous et les voies parallèles, si contestables, disparaîtront car les chercheurs ne sont qu'exceptionnellement des assoiffés d'avantages financiers personnels.

Le CNRM devrait gérer tous les crédits d'Etat mis à la disposition de la recherche médicale et les attribuer — sur programmes pluri-annuels, et nominativement — à des équipes de recherche des CHUR ou des Centres hospitaliers universitaires généraux (CHURG). Ces derniers, s'associeraient, pour certaines recherches, à d'autres services hospitaliers, à des omnipraticiens ou à des spécialistes contractuellement rémunérés pour cette activité. La médecine et la chirurgie expérimentales, recréées et promues, dotées de crédits d'équipement importants et de personnel technique suffisant, constitueraient, avec la santé publique les piliers de la formation initiale à la recherche médicale. Ces laboratoires d'expérimentation s'associeraient à tous les autres laboratoires de biologie des facultés, selon des modalités à déterminer, pour devenir les centres de recherche médicale des CHUR et CHURG. Les laboratoires de biologie des facultés de médecine assureraient toutes les activités biologiques de recherche de l'ensemble hospitalo-universitaire. Ils seraient les équivalents, pour la recherche, des laboratoires de soins pour les hôpitaux. Comme l'autonomie financière des laboratoires de facultés existe, de fait, au sein des agences comptables des universités — souvent remarquablement organisées d'ailleurs —, la réglementation consacrant cette réalité serait aisée à établir, mais elle reste indispensable. En effet, elle permettrait, sans intermédiaire autre que la banque que serait l'agence comptable, de passer des contrats de recherche avec toutes les structures publiques ou privées, procurant ainsi des ressources propres, qui seraient un financement complémentaire à ceux alloués par l'Etat. Les universités de santé — sortant de la léthargie dans laquelle elles sont depuis 1968 —, redevenues crédibles, pourraient rapidement satisfaire les énormes besoins des industriels, des laboratoires pharmaceutiques, de la Sécurité sociale et de l'Etat. Elles retrouveraient une place importante dans l'économie de la santé et de la nation par les découvertes faites et les économies rendues possibles grâce à l'atténuation des énormes gaspillages actuels.

En plus des propositions de réorganisation, il faut redonner confiance aux enseignants et les inciter, par de nombreuses mesures — dont des avantages financiers — à s'engager à nouveau dans la recherche médicale réhabilitée, formant tous les étudiants à cette rigueur intellectuelle indispensable à la médecine du XXI^e^ siècle. Certes, après vingt ans de somnolence, de désillusions, de déclin produit par des réformes irréfléchies, la tâche sera difficile. Mais les énergies potentielles, si un choix politique irréversible se matérialise sans ambiguïté, se mobiliseront rapidement, car tous les enseignants sont lassés de la médiocrité qu'on leur impose. Il ne dépend que des Français et de leurs élus de refaire de la médecine française, l'une des premières du monde. Si le choix politique est fait sans ambiguïté, les universitaires et les praticiens retrouveront le goût de l'effort, de la compétitivité voire de la combativité, source de tous les progrès puisque les aptitudes ne manquent ni chez les plus anciens, ni chez les plus jeunes.

## La recherche pédagogique

Si la recherche médicale est un impératif pour faire progresser la médecine, la recherche pédagogique doit devenir une ardente obligation pour que les médecins, donc leurs malades, bénéficient dans les meilleurs délais des progrès scientifiques et techniques. Une recherche pédagogique, spécifiquement médicale, est une nécessité pour adapter sans cesse la formation initiale et peut-être, plus encore, la formation continue, au rapide renouvellement des connaissances, d'une part et aux moyens de les transmettre, d'autre part. Désormais, les objectifs et les méthodes ne seront acquis au mieux que pour une décennie, sinon les erreurs actuelles se renouvelleront même si une réforme radicale était immédiatement mise en œuvre.

Les enseignants de médecine ont une carrière tellement particulière que son analyse, même sommaire, explique le regrettable état de l'enseignement médical actuel et permet de formuler des propositions assez simples pour corriger rapidement cette situation inadmissible. Un étudiant qui choisit de commencer ses études de médecine a des motivations multiples mais, exceptionnellement, celle de devenir un professeur de médecine, car ce serait, compte tenu de ses chances statistiques d'y parvenir, bien présomptueux de sa part. Jusqu'à la fin de ses études, la seule pédagogie qu'il côtoie est celle dont il bénéficie. Par la suite devenu interne et redevenu étudiant de spécialité pour quatre ou cinq ans à cause de l'absurde nouvel internat, il n'est concerné par la pédagogie qu'à titre d'utilisateur. Sans préparation pédagogique, il devient du jour au lendemain assistant ou chef de clinique (douze ans ou treize ans après le bac) et a la charge d'enseignement dirigé ou pratique. Simultanément, s'il veut pouvoir tenter sa chance de devenir professeur, il doit accumuler des certificats et des travaux scientifiques, puisque ce sont les seuls critères de choix. Enfin, il se présente au concours d'agrégation qui ne comporte plus désormais aucune épreuve pédagogique et devient, s'il est reçu, professeur de médecine. Durant plusieurs années, seul et dans l'indifférence générale, il va se forger sa pédagogie, souvent avec beaucoup de bonne volonté mais sans formation antérieure et sans possibilité de se faire aider ou conseiller. L'authentique désir des enseignants de médecine de sortir de cette absurde situation permet, sans la moindre crainte, d'être optimiste si des modalités de formation pédagogique continue, non humiliantes, sont mises en place. C'est le rôle que devrait avoir la recherche pédagogique dans les universités de santé. Si elle est attractive, elle sera contagieuse et l'enseignement médical français deviendra excellent. Si elle est coercitive, sans moyens, uniformisée et trop réglementée, elle sera inutile et l'enseignement encore plus mauvais.

L'audiovisuel, s'il n'a qu'un rôle modeste dans l'enseignement collectif a, en revanche, certainement une place de choix, en recherche et formation pédagogiques. Chaque université de santé devrait donc disposer d'un laboratoire audiovisuel très bien équipé pour les prises de vue. Il serait certainement beaucoup moins onéreux de faire réaliser les montages définitifs par la télévision régionale ou des studios privés, qui disposent toujours des derniers progrès techniques et qui fourniraient ainsi des produits finis d'excellente qualité.

Tous les assistants et chefs de clinique, pour pouvoir se présenter à l'agrégation, devraient disposer d'un exposé de titres et travaux comportant au moins dix enregistrements de cinquante minutes à une heure d'un enseignement réellement dispensé à des étudiants et enregistré à cette occasion. Il est évident que cette seule mesure mobiliserait grandement les intéressés et, même, tout le service auquel ils appartiennent car la notoriété personnelle du patron et celle de son équipe seraient impliquées lors de la présentation d'un ou plusieurs de ces documents au jury d'agrégation. De même, chaque professeur devrait annuellement, toujours en situation réelle, c'est-à-dire à l'occasion d'un cours choisi par lui, faire réaliser un enregistrement. Cette bande vidéo servirait à la formation pédagogique et à la recherche pédagogique. Des groupes d'étudiants volontaires de l'année à laquelle est destinée l'enseignement (et avant qu'il ait eu lieu), ainsi que les assistants de ces disciplines et les professeurs, regarderaient la bande. Les étudiants subiraient, quelques jours plus tard, un test de connaissances pour apprécier l'efficacité du cours puis se livreraient, avec leurs enseignants, à des critiques constructives du cours diffusé. Afin que les critiques puissent se faire en toute sérénité, sans froissure d'amour propre, ces bandes seraient utilisées dans toutes les facultés à l'exception de celle où elles ont été réalisées.

Pour la formation continue, la même méthode pourrait être utilisée mais, cette fois, les omnipraticiens ou les spécialistes en présence des universitaires auraient la charge de critiquer l'enseignement, en fonction non seulement de leurs besoins professionnels mais aussi de la forme et du contenu devant permettre l'actualisation des connaissances médicales.

Cette méthode extrêmement aisée à mettre en œuvre procurerait à n'en pas douter des résultats intéressants dans le domaine de la formation. Par la suite, de multiples expériences d'autre nature seront aisées à envisager. Mais, en ce domaine, à nouveau, mettons donc déjà en place des méthodes simples avant de disserter sur des projets merveilleux dont la caractéristique est de ne jamais devenir réalité.

**Troisième partie**

# La santé au XXI$^{e}$ siècle : un choix de société

## Chapitre 9

# Les financements de la santé au XXI$^{e}$ siècle

La perte accidentelle ou spontanée de la santé entraîne, en plus des perturbations biologiques puis cliniques, des réactions psychologiques et sociales qui s'intègrent à la maladie et à son traitement. Ainsi, les conséquences sociales et économiques des maladies des individus des sociétés post-industrielles font de la médecine moderne une résultante à composantes multiples. La maladie au sens large, apparaît en effet, dans chaque cas particulier, comme un processus biologique, clinique, psychologique, entraînant des conséquences économiques, sociales, morales et, même, par l'effet de sommation, politiques, qui rétro-agissent sur l'affection somatique et psychique.

On ne peut donc comprendre les enjeux réels de cette médecine du troisième millénaire et, par voie de conséquence, proposer des solutions de financement de la santé par les sociétés développées, sans avoir au moins survolé l'aspect sociologique de la maladie et de ses relations avec la médecine et les citoyens.

### La santé et la maladie : faits sociaux

On ne peut négliger l'étude sociologique de l'état de maladie car elle éclaire une série de comportements des malades et des médecins, parfois simplement justifiée par un manque de réflexion. L'absence ou la perte de la santé, fréquemment synonyme de maladie au sens large, n'est pas, malgré les apparences, un état facile à délimiter. Il dépend de la notion de normalité, très variable dans l'espace et dans le temps et, de plus, désormais, très corrélé aux possibilités scientifiques et techniques d'optimisation des aptitudes et facultés de chaque individu. Il y aura donc, sans cesse, un accroissement de l'anormalité aboutissant à un panmédicalisme insupportable par les sociétés développées si, périodiquement, un effort de réflexion et un consensus social fondé sur le savoir ne permettent pas d'aboutir à des définitions précises des états "anormaux" conduisant à bien séparer la pathologie de la médecine du mieux-être. Cette distinction qui s'impose absolument pour des raisons économiques est étroitement dépendante de la sociologie de la maladie.

Initialement, les maladies et accidents apparaissaient comme des fatalités surnaturelles, ensuite comme des punitions divines, puis comme des hasards malheureux, et enfin, avec les progrès scientifiques, comme des hasards doublés d'une "nécessité biologique" pour paraphraser une belle expression de Jacques Monod. Mais la participation délibérée de l'homme à la création de certaines de ces maladies conduit à définir maintenant les maladies comme des conséquences de hasard doublé de nécessités biologiques et sociales. En effet, aux maladies induites par les fatalités accidentelles et biologiques — c'est-à-dire non volontairement créées et totalement subies par le patient —, se sont agrégées des affections produites par des fatalités sociales, c'est-à-dire engendrées par le malade lui-même, telles celles liées au tabagisme, à l'alcoolisme, aux toxicomanies... Une distinction très nette est à faire, d'emblée, entre les deux premières et la dernière.

Le tabagisme et, plus encore, l'alcoolisme ne relèvent pas de la répression sociale et, *a fortiori*, médicale, car l'action pathogène ne résulte que de l'excès de consommation, et non de l'utilisation. Lorsque cette utilisation est modérée ou épisodique — quelques millilitres de bière, de vin, ou même d'alcool, bus occasionnellement, ou de rares cigarettes parfaitement manufacturées fumées journellement —, elle n'entraîne que peu de troubles cliniques. L'Etat ne peut donc, pour des raisons quantitatives et non qualitatives, décréter la prohibition complète, d'ailleurs incompatible avec un régime politique non dictatorial, et, même, dans ce cas, inefficace. Seule la liberté du marché, associée à une éducation et une responsabilisation effectives par les conséquences financières, permet d'allier la liberté individuelle et la solidarité collective. La société et les médecins ont le devoir d'éduquer, d'informer et de conseiller, mais pas de décider pour l'individu, tant que la liberté individuelle des autres citoyens n'est pas menacée par une pratique, fut-elle néfaste, pour le malade qui s'y adonne. En effet, lorsque l'excès de consommation est sans effet pathogène, la société n'est pas concernée. Si, en revanche, des troubles apparaissent elle est impliquée : d'une part moralement, puisqu'au nom de l'impératif de liberté individuelle elle a laissé le risque se développer et, d'autre part, économiquement puisque l'appartenance au groupe social ouvre droit à la solidarité. Elle doit assurer les antidotes par l'éducation et l'information réitérées et organiser un système d'assurance du sous-groupe concerné, pour que le risque soit assumé par ceux qui le prennent, et non par la société tout entière. Si ces deux impératifs sont satisfaits, le jugement moral individuel concernant des pratiques désapprouvées par certains n'a plus sa place au sein de la société, qui n'est pas concernée, ni en médecine, car celle-ci se doit de ne défendre aucune morale particulière pour respecter les patients qui se confient à elles.

En revanche, quand le lien entre la consommation et l'effet pathogène est absolu comme c'est le cas des toxicomanies, la société a le devoir d'interdire le marché des produits concernés. Elle doit également être répressive à l'égard des fournisseurs tout en restant solidaire des victimes précipitées dans la déchéance. D'autres maladies impliquant le malade dans leur apparition (suicides, accidents de la circulation, sida...) sont à analyser selon les mêmes principes. Ainsi, la solidarité, sans jugement moral ni moralisant, doit être la règle de toute société développée et de sa médecine devenue strictement amorale.

Cette conception de la médecine introduit nécessairement l'irresponsabilité face à la société, puisque les sanctions morales et pénales disparaissent. Une puissante boucle de rétro-inhibition peut, toutefois, encore être mise en place; une éducation adaptée et des mises en garde précises suffisamment répétées peuvent procurer à chaque citoyen un moyen d'être conscient du lien de causalité entre la consommation excessive et la maladie. Avant d'être relayée par la rationalité de l'esprit scientifique, la culture judéo-chrétienne continuera à assurer la dissuasion par la notion de "maladie-punition car attrapée volontairement" et son étiologie. Si l'irresponsabilité face à la maladie et la solidarité économique permettent l'action médicale face à l'adversité, même si elle est volontairement encourue, les modalités des financements doivent être totalement repensées. Ainsi, une puissante seconde boucle de rétro-inhibition économique pourrait efficacement compléter la précédente et éviter une totale irresponsabilité pécuniaire qui entraînerait, à terme, des mesures coercitives faisant renaître, sous couvert de la morale ou de l'économie, les pires égoïsmes.

Pour assurer chaque individu contre les jugements sommaires et l'exploitation de la maladie à l'encontre des malades, il faut maintenir un secret médical strict. En effet, un pronostic de mort prochaine, d'invalidité certaine ou de handicap physique ou psychique, même modéré, peut conduire les concurrents ou adversaires — professionnels ou politiques —, les employeurs, les administrations ou, même, les proches à tirer parti, pour eux, des coups du sort frappant le malade. A l'inverse, la maladie peut devenir un refuge permettant d'utiliser des difficultés de santé réelles, majorées ou simulées, et détourner la solidarité de sa fonction ou même échapper à des sanctions justifiées mais inapplicables à un malade. Cette escroquerie à la solidarité ne peut être tolérée sous peine de voir disparaître l'entraide. Il est donc normal que le secret médical n'exclue pas le contrôle et, même, que dans l'avenir il soit très renforcé compte tenu de l'extension du domaine de la solidarité médicale et de la complexité prévisible de chaque situation individuelle. Le contrôle doit s'exercer à deux niveaux : administratif et médical. Le contrôle médical doit être assuré par un autre médecin, indépendant des médecins traitants, très compétent donc bien rémunéré, grâce à la technique du secret partagé. Le contrôle administratif serait limité au bien-fondé de l'engagement de dépense et à la corrélation avec le groupe d'étiologie sans que soient dévoilés le diagnostic ou le pronostic. Cette méthode permettrait de créer une nouvelle organisation de la solidarité qui deviendrait, ainsi, catégorielle, donc beaucoup plus responsabilisante pour le groupe concerné.

## La solidarité-responsabilité, source d'une médecine humaine

Si les règles régissant la Sécurité sociale sont souvent excellentes — et devraient même être élargies pour que la solidarité s'applique également à tous les citoyens —, le financement et le fonctionnement de ce grand organisme doivent être totalement repensés. Au nom d'un libéralisme sauvage, cette institution pourrait être démantelée, privatisée ou associée à des banques ou assurances privées, qui n'ont pas leur place dans cette activité nationale à but non lucratif et provenant de cotisations obligatoires donc de caractère spécifiquement public. Mais, de la même façon, au nom d'un socialisme utopique, on pourrait désorganiser l'économie, en taxant anormalement les entreprises pour assurer la solidarité alors qu'il devrait s'agir d'une charge à assumer par tous les citoyens. Il faudrait, dans ce cas, craindre la mise en place d'un système d'assistanat étatique, déresponsabilisant totalement les citoyens et conduisant immanquablement à un collectivisme larvé. La solidarité-responsabilité devrait éviter ces écueils, aussi néfastes les uns que les autres pour les citoyens et la société, par leurs répercussions secondaires.

L'irresponsabilité collective, par rapport aux dépenses de santé, provient essentiellement de l'ignorance des citoyens devenus des "ayants droit". Cette expression est, d'ailleurs, particulièrement significative d'une mentalité d'assisté ne sachant plus ce que leur coûte individuellement la Sécurité sociale. Il s'y ajoute la massification des recettes ne permettant aucun choix individuel créant l'indifférence par une absence d'alternative, qui conduit à la notion d'une fatalité économique. Cette irresponsabilité et cette indifférence résultent de la complexité d'un système reposant sur un financement global — provenant de retenues systématiques sur la rémunération des salariés et des charges sociales payées par les employeurs qui les incorporent dans le prix de revient de leurs produits. Seule donc la compétitivité sur le marché intérieur et le marché extérieur pouvait servir de signal de rétroaction. La confusion, à nouveau par ignorance des "ayants droit", entre les caractéristiques des prélèvements sociaux par rapport aux autres processus financiers au sein des entreprises (investissements, amortissements, impôts, profits...) conduit à la lutte des classes et au débat politique passionnel. Seule la réflexion économique est susceptible de dégager des solutions qui, si elles sont équitables, pourraient être acceptées par la majorité des Français.

Pour qu'une authentique solidarité permettant de satisfaire les dépenses de santé s'instaure réellement, trois impératifs doivent être satisfaits simultanément :

- par nécessité d'équité, la proportionnalité entre les ressources de chaque individu et sa cotisation au financement de la solidarité pour la santé doit être une règle intangible;
- par nécessité de responsabilisation, de multiples choix individuels de cotisation doivent être offerts et, en même temps, permettre, grâce à leur répartition statistique et leur sommation, d'assurer la solidarité globale nationale;
- par nécessité d'efficacité, l'obligation légale, pour chaque individu, de participer au financement de la santé ainsi qu'une perception aisée, donc peu onéreuse, doivent être arrêtées.

Ces trois impératifs, contrairement aux apparences, ne sont ni le maintien de la situation actuelle ni antinomiques, comme nous allons le montrer en évoquant les modalités pratiques qui pourraient être mises en œuvre progressivement, compte tenu de l'ampleur des changements.

La première constatation qui s'impose est qu'entre 1945 et 1987 la situation économique du pays, la médecine et la société dans son ensemble ont énormément changé. Les sources de financement, les consommations de pratiques médicales et la médecine ont subi d'extraordinaires bouleversements sans qu'une réforme globale des structures de la Sécurité sociale ne soit effectuée, proposée ou, même, esquissée. La transformation essentielle est certainement l'introduction de la médecine dans l'économie de marché. Les actes médicaux de toute nature deviennent, de fait, des prestations de service, même si celles-ci restent très particulières et très spécifiques. Economiquement, elles sont de même nature que les autres prestations de service; il faut donc, pour ne pas s'enfermer dans des contradictions internes au système économique, penser les financements de la santé en termes de consommation. Ainsi, économiquement au moins, la médecine est devenue un choix d'achat par le consommateur au même titre qu'une autre marchandise mais comme elle porte sur l'essentiel pour l'homme, en l'occurrence sa vie, pour la médecine de soins, elle doit être accessible à tous grâce à la solidarité nationale. Pour ces deux raisons, elle doit financièrement être prélevée par priorité sur les autres consommations.

Le prélèvement des cotisations sociales sur les salaires, donc sur la partie main-d'œuvre du prix de revient des produits et services, est devenue une absurdité économique. Puisque les progrès techniques ont totalement transformé la part de la main-d'œuvre dans les diverses productions, la taxation des salaires entraîne une répartition très inégalitaire des charges, source, entre autres, de chômage et de perte de compétitivité industrielle et commerciale qui auront certainement de graves conséquences en 1992, lors de l'application de l'Acte unique européen. L'unicité de la cotisation de financement pour assurer toutes les variétés de risques de santé constitue une énorme anomalie, interdisant des actions sélectives et des choix précis par les citoyens et leurs responsables syndicaux et politiques. On ne peut, en effet, continuer à confondre la solidarité liée aux accidents du travail et aux maladies professionnelles relevant indiscutablement des entreprises, les maladies auto-induites par l'alcoolisme et le tabagisme, relevant d'un financement par leurs causes spécifiques, les accidents de la circulation, à rattacher aux assurances, et les autres maladies sans lien patent avec une activité particulière ou une consommation précise. Chacun de ces groupes devrait trouver la source de sa solidarité dans sa cause.

Il paraît donc logique de proposer une autre organisation des prélèvements financiers assurant la solidarité pour la médecine de soins. Si chaque acte médical relevait pour son financement d'une des cinq catégories suivantes : maladies professionnelles et accidents du travail, alcoolisme, tabagisme, accidents de la circulation et autres étiologies, pour tout le reste de la pathologie, un nouveau mode de financement pourrait être instauré. Une telle ventilation des actes médicaux et la prise en compte administrative serait, grâce aux connaissances actuelles et à l'informatique, très aisée à mettre en œuvre. Les recettes correspondant aux dépenses pourraient, effectivement, se faire par secteur. Les maladies professionnelles et les accidents du travail, dont les définitions devraient sans doute être précisées et probablement négociées avec les représentants syndicaux, seraient financées par des cotisations d'entreprises à partir de leur chiffre d'affaires, avec ajustement annuel et peut-être même modulation par entreprise en fonction d'un bonus-malus de type assurance. La médecine du travail retrouverait alors un rôle très important pour le bien des employés et de l'entreprise. Des investissements de sécurité renforcée permettraient une atténuation de ces risques souvent négligés — parce qu'économiquement incontrôlables — par les employeurs et les employés. Toutes les affections liées aux consommations de tabac — dont une liste précise, tenant compte des quantités totales consommées, pourrait être établie — seraient financées par une taxe santé sur le tabac. Ainsi, le groupe des fumeurs assurerait collectivement la responsabilité des excès au prorata de la consommation avec, même, des taux de prélèvements différents selon la nocivité plus ou moins grande du produit consommé. Une responsabilisation-régulation-orientation en résulterait qu'aucune autre méthode ne peut avoir l'ambition d'atteindre. Enfin, les non-fumeurs, désormais non concernés par ce risque, ne participeraient plus à son financement mais n'auraient plus d'arguments objectifs pour formuler des critiques.

Pour les maladies liées à l'alcoolisme un schéma identique à celui du tabagisme pourrait être adopté. Quant aux accidents de la circulation et d'autre nature, une taxe sur les assurances par compagnie ou mutuelle, avec ajustement annuel bonus-malus selon les chiffres de remboursement des accidents, permettrait des régulations en cascades extrêmement importantes jusqu'à l'assuré. De plus, elle éviterait les procédures de remboursements contentieux ou judiciaires à la Sécurité sociale, complexes et onéreuses. Enfin, tout le reste de la médecine de soins, en attendant que de nouvelles catégories soient isolées, serait financé par une taxe sur la consommation, de type taxe à la valeur ajoutée santé (TVAS), appliquée sur tous les échanges économiques à usage national.

Ces modalités sans coercition et en toute équité, aisément applicables techniquement, permettraient de répondre aux trois impératifs que nous évoquions plus haut et autoriseraient des régulations fines des flux, avec possibilités d'orientations multiples. Ainsi, la responsabilité par les choix individuels de chacun et la solidarité par la sommation de leur choix pourrait être à l'origine d'une médecine humaine, par ailleurs incitative de progrès des conditions de vie de tous les citoyens.

## Etude critique des modalités de fonctionnement de la solidarité-responsabilité

Comme les parts retraite et allocations familiales des charges sociales n'interfèrent pas directement avec la solidarité du financement de la médecine de soins et que ces questions débordent trop du sujet de ce livre, nous ne les évoquerons plus par la suite, même si une importante réflexion les concernant paraît s'imposer d'urgence, afin d'élaborer une protection sociale globale économiquement et humainement cohérente.

Si le nouveau mode de financement de la solidarité proposé plus haut était appliqué, il est évident que sa mise en place devrait se faire selon un échéancier et des modalités pratiques négociés par la Sécurité sociale avec les divers syndicats et l'Etat. Mais après, au maximum, une année de transition, la situation définitive devrait être en place, car toute réforme d'envergure dont l'application se fait sur plusieurs années est toujours dénaturée ou partiellement abandonnée. Dès que le régime nouveau fonctionnerait, les salariés recevraient leur salaire net antérieur, augmenté des prélèvements obligatoires transférés aux nouvelles taxes et TVAS finançant la nouvelle solidarité. L'étude critique doit permettre de dégager les avantages et les inconvénients — par rapport à l'économie du pays, aux citoyens et enfin à la médecine — de ce nouveau régime de solidarité.

Puisque l'assiette des prélèvements de solidarité porterait sur toute l'activité économique et financière nationale (industrie, commerce, marché et actes financiers de toute nature), selon la technique de la TVA, les charges des entreprises diminueraient. Si, parallèlement, les transferts de cotisations réincorporées dans le salaire étaient calculés pour que le pouvoir d'achat antérieur à cette réforme soit maintenu, l'inflation resterait stable elle aussi. Ces mesures produiraient un état d'équilibre initial global, mais avec des reclassements catégoriels des charges amenuisant les inadmissibles situations actuelles entre les entreprises de main d'œuvre et les autres. Les entreprises à fort taux de main-d'œuvre dans leur prix de revient (tertiaire, artisanat) retrouveraient une situation leur permettant une embauche qui induirait une diminution du chômage. Les investissements industriels et commerciaux se trouveraient à égalité d'intérêt avec les options financières et boursières, échappant actuellement aux cotisations de la solidarité.

L'exportation, surtout, pourrait être relancée, permettant d'aborder 1992 avec beaucoup de chances de succès puisque l'absence de TVAS et autres taxes catégorielles allègerait les prix de vente des produits et services exportés. De plus, les produits importés participeraient, par la taxation indirecte — tant sur leur production que sur leur distribution — par la TVAS sur le prix global, à la solidarité nationale. En effet, la TVAS portant sur le prix de vente français, la partie fabrication (réalisée à l'étranger par des ouvriers étrangers ayant leur solidarité propre incluse dans le prix de revient) et la part distribution (faite en France) seraient à l'origine de revenus pour la solidarité. Actuellement, seule la distribution par les salaires interposés y participe. On peut même imaginer que, pour des raisons de concurrence, une grande partie des charges de la solidarité, incluse dans le prix de vente des produits étrangers — payés, de fait, par les acheteurs français —, serait prélevée sur le profit du fabricant étranger pour maintenir sa compétitivité. Dans la mesure où il n'existerait aucun taux discriminant entre les produits français et étrangers, notamment ceux provenant de la CEE, cette mesure de caractère national, bien que favorable à notre économie, ne pourrait être considérée comme une entrave financière à la libre circulation et concurrence.

Quant aux deux secteurs particuliers que sont les consommations de tabac et d'alcool, qui engendrent tant d'affections chroniques ou aiguës, graves ou gravissimes, si invalidantes et réduisant tant l'espérance de vie — de surcroît si onéreuses pour les citoyens et la société —, l'Etat peut aisément montrer l'exemple puisqu'il détient le monopole des tabacs. Il peut, en effet, sans aucune difficulté autre que l'impopularité transitoire des fumeurs français, prendre toutes les mesures qui s'imposent par simple décision législative. Les fumeurs, après une opposition passagère, comprendront, si le dispositif général nouveau fonctionne bien, que cette mesure est équitable et surtout qu'elle comporte une extraordinaire espérance par les possibilités prophylactiques qu'elle permettrait de mettre en œuvre. En effet, la taxation différentielle des divers tabacs en fonction de leur nocivité reconnue scientifiquement orienterait le marché vers une nocivité moindre et, surtout, obligerait les producteurs à entreprendre de véritables recherches fondamentales et cliniques, débouchant sur des tabacs à effets nocifs très atténués mais gardant l'essentiel du caractère de satisfaction expliquant leur consommation. De plus, de nouvelles orientations des goûts se feraient progressivement sur plusieurs décennies. La Seita devrait obligatoirement entreprendre, par nécessité économique, ce vaste programme de l'amélioration de la qualité et de la quantité de la vie pour survivre. Il existe des obligations qu'il faut avoir le courage politique de se donner pour enrayer des fléaux subis par laisser-faire et dicté par un clientélisme électoraliste. Bien sûr, l'Etat perdrait beaucoup de ses recettes fiscales "de poche" mais la solidarité nationale pour la santé vaut bien des sacrifices.

Quant à l'alcool, la question est beaucoup plus complexe puisque les produits de consommation sont très nombreux et représentent un très grand marché, impliquant un nombre important de citoyens vivant de sa production, de sa distribution et de sa commercialisation. Les pressions politiques seraient donc extrêmement vives pour s'opposer à cette mesure, pourtant parfaitement justifiée, mais qui nécessiterait une grande détermination pour être enfin comprise et faire apparaître clairement les avantages à chaque citoyen. Là aussi, la taxation différentielle selon les risques encourus scientifiquement déterminés, devrait fortement atténuer l'effet de massification des oppositions des producteurs, distributeurs et consommateurs. De plus, la réorientation du marché et des goûts de la population, si elle est parfaitement organisé, devrait permettre de surmonter les difficultés. Des études justifiées par les conditions économiques nouvelles pourraient aboutir à la production de produits naturels, à caractère organoleptique identique mais désalcoolisé, donc sans nocivité, et ainsi les faire échapper à la taxation. Bravons courageusement l'impopularité du moment pour, enfin, pouvoir disposer de moyens réels et puissants permettant de combattre l'alcool, sans pénaliser tous les citoyens et l'économie.

Puisque l'accident est désormais étroitement associé à la notion de responsabilité garantie par une assurance, cette dernière devrait inclure les prélèvements de solidarité dans ses tarifs. Cette mesure n'apparaîtrait que comme une régularisation de fait, et une simplification des procédures. Quant à l'indexation, selon un système bonus-malus, de chaque compagnie ou mutuelle, elle renforcerait sans doute la rigueur des compagnies et pourrait accroître l'effet dissuasif à l'égard de pratiques que la seule répression policière ne parviendra jamais à juguler.

Ainsi, en ce qui concerne l'économie au sens large, ce rapide survol incite à penser qu'après une période de doute, voire d'opposition, le système nouveau, ayant par la pratique démontré ses avantages, pourrait apparaître comme un réel progrès par rapport au système actuel.

Les médecins n'ont plus le droit de laisser à l'"intendance" le soin de suivre leurs prescriptions, puisque la médecine, nécessité vitale, est aussi et deviendra encore et toujours plus un secteur de consommation de bien-être, pouvant être en compétition avec d'autres choix individuels et de société. Ce désintéressement pour l'économie de santé affiché par les médecins (sauf en ce qui concerne la tarification de leurs actes) est extrêmement préjudiciable à la société et à la médecine. En effet, les responsables économiques renvoient sans cesse aux autres la responsabilité des échecs financiers chroniques s'aggravant, pendant que les utilisateurs — mais aussi cotisants, conscients ou non, confiants par nature, crédules par ignorance — croient à une monarchie médicale éclairée, alors qu'ils subissent une diarchie administrative et médicale fratricide. Le projet de financement de la santé proposé, par les ajustements annuels, pour chaque catégorie de dépenses, et le triple prix de chaque marchandise (prix de vente, TVA, TVAS) connu journellement des consommateurs et aisément médiatisable périodiquement, ne peuvent que conduire à des prises de conscience responsabilisantes.

La médecine et la société en tireraient un énorme bénéfice. En effet, sous la pression des exigences économiques enfin comprises, les actes médicaux de toute nature (diagnostics, traitements, de soins ou de bien-être) prendraient une autre signification et les excès, exigences injustifiables, gaspillages, détournements de destinations de tous ordres, pourraient d'abord être aisément contrôlés et même sanctionnés sans qu'une sentimentalité voire même une sensiblerie s'y opposent. Par la suite, ces mesures seraient très probablement sollicitées ou même exigées. La responsabilisation des citoyens et des médecins entraînerait un changement de mentalité par une rationalisation de la médecine. Elle permettrait de la rendre simultanément authentiquement scientifique et humaine, sans préjugé *a priori*, à l'égard par exemple de la carte disquette individuelle.

Cette prise de conscience des citoyens et du corps médical inciterait les médecins à s'intéresser aux études épidémiologiques et cliniques de très nombreuses questions posées par la pratique journalière (validité et efficacité médico-économique des explorations paracliniques, des thérapeutiques...). Ces interrogations, extrêmement importantes pour la santé des citoyens, sont actuellement négligées parce que seul le spectaculaire, l'exceptionnel est médiatisable sous forme de *scoop*. Cette interpénétration entre les citoyens et leur médecine deviendrait une nécessité sociale impliquant une formation, certes onéreuse, mais réduisant de façon appréciable les gaspillages et réhumanisant la pratique médicale, grâce à l'implication de chacun.

Enfin, des activités médicales très utiles pour les individus et la société, telles la médecine du travail et la médecine de contrôle, abusivement considérées comme des pratiques répressives, deviendraient des activités médicales de grande importance. D'autres, comme la médecine scolaire ou la médecine du sport amateur, pourraient être assurées par les généralistes selon des modalités à déterminer. Ces disqualifications parfois associées à une opposition systématique de principe, dévalorisent psychologiquement et financièrement ces pratiques médicales, qui sont délaissées ou réalisées sans enthousiasme. Elles finissent par être — dans les esprits sinon dans les faits — des sous-médecines alors que leur fonction est d'une nécessité certaine pour la société. La réforme des financements proposée redonnerait à ces activités médicales leur vraie place dans l'intérêt des citoyens et de la société. Pour ces raisons — et pour beaucoup d'autres encore, moins importantes peut-être — les nouvelles modalités de financement de la santé procureraient à la médecine des possibilités de réorientation qui, intégrées aux autres réformes (de la pratique et de la formation) constitueraient une doctrine cohérente extrêmement efficace et porteuse d'énormes espoirs de progrès. L'opinion publique, après une longue période d'information nationale extrêmement précise, objective, de caractère contradictoire, serait, probablement, très majoritairement convaincue de l'urgence d'un changement radical. Si des groupes de pression se formaient, il est certain que l'équité pour assurer la solidarité et la considération que procure la responsabilisation judicieuse de tout être humain, permettrait de surmonter facilement les réflexes de conservatisme toujours déclenchés par une ignorance savamment entretenue. Il est vrai que certains individus seraient pénalisés par cette réforme mais ce serait presque toujours ceux qui font abusivement payer aux autres la solidarité et considèrent que le principe du droit acquis légitime l'injustice et l'incurie.

## Les organismes de financement

Les propositions précédentes, si elles étaient acceptées, entraîneraient de profonds bouleversements de fonctionnement de la Sécurité sociale, puisque les recettes proviendraient essentiellement de la TVAS générale et des autres taxes sur les tabacs, alcools et assurances et correspondraient, de fait, à une technique fiscale identique à celle de la TVA. Leur perception, par mesure d'économie et d'efficacité (pour éviter des contrôles dissociés de la TVA et de la TVAS et permettre de plus des corrélations), devrait être assurée par les services des impôts. Mais cet important surcroît de travail serait, dans un premier temps, compensé, pour ne pas léser les agents en fonction, par des détachements du personnel de la Sécurité sociale dans les services des impôts, puis, progressivement, au fur et à mesure des départs à la retraite, par des embauches de personnel des impôts, sur le budget de la santé. Pour qu'il y ait unicité de prélèvements, même les cotisations des employeurs et salariés, pour les accidents du travail et les maladies professionnelles, seraient prises en compte par les mêmes services. Les services fiscaux, ainsi renforcés, verseraient la totalité des recettes à une caisse nationale de Sécurité sociale, qui fonctionnerait comme une banque. Cette caisse nationale attribuerait les dotations de dépenses aux nouvelles caisses départementales et aurait en charge les grands projets de santé : l'information publique, la formation des citoyens, la recherche appliquée en clinique et santé publique grâce à une section correspondant au Centre national de la recherche médicale défini plus haut. Annuellement, la caisse nationale, à partir des comptes des dépenses des caisses départementales et de ses dépenses propres, préparerait le budget, avec répartition des diverses dépenses dans les cinq secteurs financiers de recettes. Selon les options politiques, ce budget serait examiné et arrêté par voie parlementaire ou par le conseil d'administration de la caisse, élu suivant de nouvelles modalités à déterminer. Compte tenu de l'évolution de la Sécurité sociale, la première formule paraîtrait toutefois bien préférable.

Enfin, les caisses départementales à gestion décentralisée et contrôlées *a posteriori*, seraient fragmentées en bureaux payeurs n'ayant en charge pas plus de deux à trois mille citoyens au maximum. Elles auraient chacune, en plus du service financier, un service médical de contrôle pouvant faire appel à des experts rémunérés à l'acte pour les cas complexes. Ces caisses ne disposeraient d'aucune structure de soins ou services leur appartenant en propre. Enfin, tous les services médicaux de la Sécurité sociale seraient sous l'autorité d'une direction médicale nationale.

Cette organisation devrait être étudiée et comparée, après simulation, avec plusieurs autres. Celui capable de satisfaire au mieux les principes de financement de la santé proposés dans ce chapitre serait alors utilisé.

## Les rémunérations des activités médicales

L'acte médical essentiel qu'est l'étape clinique a été, financièrement, tellement amenuisé qu'il a, de fait, presque disparu économiquement. Il est pourtant la base des prescriptions d'examens paracliniques et de diagnostics, et des thérapeutiques incomparablement mieux rémunérées et tellement plus onéreuses pour la Sécurité sociale. La confusion, de plus, entre les actes para-administratifs (certificats, carnets de vaccination), les consultations et certains actes de petite chirurgie dévalorisent l'acte médical intellectuel au profit des actes techniques et administratifs. Il faut donc tenter de créer des boucles de rétroaction en faveur de la réflexion clinique, diagnostique et thérapeutique, pour limiter les très importants gaspillages actuels dans ces deux domaines. Pour cela, il faut revaloriser financièrement les actes intellectuels et repenser les actes techniques automatiques. A cet effet, on peut imaginer de réaliser une vaste réforme de la tarification médicale portant sur trois secteurs : la rémunération des consultations, la rémunération des actes médico-chirurgicaux opératoires et la rémunération des actes médicaux techniques.

Comme l'omnipraticien doit être la clé de voûte de la médecine du XXIe siècle, et que son action clinique devrait être prépondérante, la première consultation de tout malade chez un omnipraticien devrait conduire à une rémunération supérieure à celle des spécialistes qui peuvent bénéficier de rémunérations annexes pour des actes pratiqués au cours des consultations. Durant les trois mois suivants, les consultations de contrôle seraient beaucoup moins rémunérées. La nomenclature et la tarification de tous les actes médico-chirurgicaux devraient être revues et entraîner, pour certains, d'importantes minorations et, à l'inverse, pour d'autres, de grandes revalorisations en fonction des nouvelles techniques et possibilités matérielles disponibles. Quant à la nomenclature des actes paracliniques, il faut elle aussi la reconsidérer complètement en fonction de trois critères : la prestation technique (prix de revient majoré d'une marge bénéficiaire de caractère commercial), l'automation ou non des résultats et l'interprétation diagnostique, seul acte intellectuel médical. Compte tenu du débit d'actes par certaines "machines" et de l'automation des résultats, il faut, dans chaque cas, soit minorer ou faire disparaître la rémunération de l'interprétation médicale lorsqu'elle est fictive ou limiter le nombre d'actes mensuels pour que chaque médecin puisse raisonnablement les réaliser. Cette mesure favoriserait les associations des médecins de la même spécialité, rentabiliserait le fonctionnement des appareils et en réduirait le nombre. Toutes ces mesures seraient économiquement, techniquement et humainement favorables aux citoyens utilisateurs et cotisants de la solidarité de soins.

Les enjeux humains, économiques et techniques de la médecine moderne sont tels que de multiples boucles de rétroaction comme pour tous les processus physiques, biologiques, sociaux et économiques s'imposent afin d'éviter des gaspillages énormes entraînant une baisse constante du rendement technico-économique — et même humain — et, enfin, des catastrophes. Jusqu'alors les pratiques médicales étaient jugées d'après la satisfaction des utilisateurs. Puisque cette satisfaction est tellement multi-factorielle et très souvent indépendante, voire en contradiction avec des critères objectifs de qualité de la prestation par rapport aux strictes exigences scientifiques, techniques et même humaines de l'état réel des patients — il faut, pour la médecine des sociétés modernes, imaginer d'autres systèmes de rétroaction sources de progrès. L'évaluation scientifique de la qualité des prestations médicales de chaque praticien sera, pour des raisons psychologiques évidentes, toujours récusée par la profession, au nom de l'exercice libéral de la médecine. Comme cette mesure est une nécessité absolue pour la médecine du XXIe siècle, mais qu'elle n'a aucune chance d'être efficace si le climat psychologique ne permet pas un changement radical des mentalités, des modalités très particulières doivent être proposées. Cette réforme doit reposer sur des procédures simples extrêmement fiables, faisant partie intégrante de la pratique journalière, sans ajout qui puisse être négligé accidentellement ou délibérément, et dont l'omission entraverait l'exercice médical. La pratique doit donc inclure dans son fonctionnement sa propre rétroaction, comme dans tous les systèmes homéostasiques qui ont fait leur preuve, notamment en biologie.

La carte disquette individuelle, support de la mémoire médicale de chaque malade, que nous avons proposée, associée à des logiciels d'aide au diagnostic et à la thérapeutique pourrait constituer l'outil idéal. Mais des garanties et une motivation doivent être associées à l'instrument pour le faire fonctionner. Deux garanties essentielles, concernant l'évaluation de la qualité des activités, doivent être données sans la moindre exception à la profession. D'abord, la certitude que son organisation sera et restera toujours sous l'exclusive autorité de l'ordre des médecins et sous la responsabilité technique des services de formation des facultés de médecine. Ensuite, que d'importants moyens techniques seront donnés sans ambiguïté à tous les médecins acceptant l'évaluation, sans autre contrepartie que l'accroissement de la qualité des prestations dues aux malades et, notamment, sans possibilité de pressions politiques ou idéologiques (que nous évoquerons au dernier chapitre).

Pour que cette pratique se répande, le moteur ne peut être la coercition, qui, quels que soient les motifs et les assurances donnés, conduirait à l'échec. Seule l'incitation psychologique et financière gratifiante peut être le moyen d'instaurer un tel système. Initialement, seuls les médecins volontaires et ceux des hôpitaux publics participeraient à des expériences départementales multiples. Lorsque la preuve du caractère bénéfique du mode de contrôle pour le malade, la profession et la société serait faite, l'ensemble des médecins pourraient être invités à s'associer à cette pratique. Il faut donc prévoir un important financement pour l'étude initiale, permettant notamment de fournir gracieusement aux médecins volontaires l'équipement informatique complet, afin de faire fonctionner les dossiers disquettes et assurer les avantages pécuniaires (fiscaux, CARMF, remplacements, formation continue rémunérée...). Ceux-ci dépendraient du Centre national de la recherche médicale, attribuant aux facultés concernées les dotations budgétaires nécessaires.

Cet investissement, par les résultats qu'il permettrait d'obtenir rapidement, déboucherait sur des travaux de recherches à conséquences tellement importantes qu'en quelques années les dépenses engagées seraient productrices de très nombreuses économies. En effet, de nouvelles méthodes de travail des praticiens pourraient être organisées, avec une sécurité beaucoup plus grande pour les malades et une intense responsabilisation, sans crainte des médecins. L'enseignement initial de la médecine et la formation continue seraient totalement transformés permettant de donner à la médecine du troisième millénaire des médecins, psychologiquement, techniquement, humainement, adaptés à leur tâche. Le contrôle par les médecins ou par l'Ordre, en cas d'excès manifeste, créerait cet indispensable boucle de rétroaction. Les médecins, l'Ordre, les universitaires, les pouvoirs politiques, la société dans son ensemble, enfin, devraient, pour des raisons particulières à chaque groupe, pour une fois totalement convergentes, exiger une réforme de ce genre.

Puissent les intérêts particuliers et les froissures d'amour-propre ne pas se transformer en des exigences doctrinales, alibis pour s'opposer à la mise en œuvre de cette mesure nécessaire pour tous qu'est le contrôle scientifique de la qualité des prestations médicales.

## Chapitre 10

# Politique et santé

Si une décision politique ne peut s'opposer totalement aux impératifs techniques et économiques sans devenir inapplicable, elle peut, en revanche, pour satisfaire des objectifs idéologiques, ou l'opinion publique mal informée, être à l'origine de gaspillages énormes et d'une inefficacité monstrueuse contraire aux intérêts des citoyens et de la société. Dans le domaine de la santé les importantes difficultés financières croissantes entraînent une prise de conscience des Français, mais la présentation de ces grands désordres pécuniaires comme une fatalité économique empêche encore de mettre en lumière les innombrables fautes et erreurs qui en sont les réelles origines. Puisque l'opinion publique n'est pas encore assez avertie, seule une puissante volonté médiatique et politique pourrait faire connaître la vérité. Si, toutefois, les médias seuls assurent l'information, sans une volonté politique concomitante, l'absence de durée suffisante pour informer complètement, puis convaincre, les Français ne permettra jamais de produire la nécessaire révolution tranquille mais continue, sur plusieurs années, indispensable pour créer la médecine du XXI$^{e}$ siècle que l'on peut souhaiter. Pour savoir si les propositions présentées dans ce livre sont susceptibles d'obtenir le soutien des formations politiques numériquement importantes, afin que, démocratiquement, les changements s'opèrent sans trop de heurts, il faut les confronter aux divers programmes politiques.

On considère généralement que la France est politiquement divisée en deux grandes familles de pensée, schématiquement qualifiées de droite et de gauche. A l'intérieur de chaque ensemble, des sensibilités très diverses existent, qui pourraient sur de grandes options de société aboutir à un accord majoritaire sans les artificiels clivages politiciens habituels. La politique extérieure de la France en est actuellement l'exemple caractéristique, la solidarité nationale pour la vie, quantitativement et qualitativement accrue par la médecine, pourrait, pour le mieux-être de tous, en devenir demain un autre. Si suffisamment de convergences apparaissaient, un grand débat d'idées sur la santé pourrait s'instaurer à l'occasion d'une vaste consultation politique d'intérêt national.

La droite se prétend libérale, désireuse d'augmenter les libertés individuelles, opposée à l'étatisation sous toutes ses formes et au collectivisme, en particulier bureaucratique. Elle se dit prête à promouvoir la libre entreprise et la responsabilité individuelle tout en protégeant le faible contre le fort, les minorités contre les majorités; schématiquement elle s'affirme empreinte d'idéologie judéo-chrétienne attachée de tout temps à la solidarité agissante.

La gauche se définit comme la source de plus de justice entre les êtres, de plus de fraternité et de liberté entre les citoyens et, depuis son expérience du pouvoir réel, s'affirme être un gestionnaire éclairé, alliant l'efficacité à la générosité. Schématiquement, elle se dit imprégnée d'une morale plus rationnelle que révélée et, par là même, attachée à une solidarité sociale, associée à la convivialité de tous les citoyens.

De telles professions de foi devraient, si elles correspondent à une réalité autre que la réalité politicienne et électoraliste du moment, permettre des accords sur un domaine aussi essentiel que la santé des citoyens. L'alliance objective des défenseurs de l'amélioration quantitative et qualitative de la vie humaine individuelle, s'opposant conjointement à la plus inadmissible des inégalités sociales qu'est l'inégalité des possibilités devant la maladie, l'accident et la mort, pourrait promouvoir une radicale réforme de la politique de santé actuelle.

## Politique et politiques de santé

Les diverses activités relatives à la santé font l'objet, dans les pays économiquement développés, d'une réglementation plus ou moins complexe et contraignante. Cette législation fragmentée correspond toujours à des ajustements ou aménagements et, exceptionnellement, au moins en France, à des textes généraux touchant l'ensemble de la médecine, c'est-à-dire la formation des praticiens, les divers exercices publics et privés et leurs diverses modalités de financement. Compte tenu des transformations radicales intervenues depuis 1945, on peut s'étonner de cette absence de réflexion globale aboutissant à une institutionnalisation législative. Cette carence se retrouve malheureusement au niveau de la CEE, et posera certainement de délicates questions pour constituer une véritable médecine européenne, indispensable contrepoids, pourtant, à la médecine nord-américaine, toujours citée en exemple mais moins exemplaire que l'opinion l'imagine. Toutefois, l'importance numérique des équipes américaines, les énormes moyens financiers disponibles — et, surtout, l'extraordinaire exploitation industrielle et commerciale des découvertes dans le domaine du médicament, des prothèses, des appareils médicaux — permettent aux USA d'être le premier fournisseur mondial de ces productions et d'inonder le marché de ses produits ou licences, avec les conséquences économiques et psychologiques qui en résultent.

La situation française, ou même européenne, s'explique par de nombreuses causes, dont deux principales. La difficulté d'élaborer un projet global cohérent et le risque politique que comporte une réforme touchant plus ou moins à tous les secteurs de la vie des citoyens électeurs, habitués à des pratiques donnant satisfaction aux utilisateurs, même si c'est au prix d'un énorme gâchis. Ainsi, l'échéance est sans cesse différée. Toucher, ensuite, par une réforme d'ensemble, au premier budget de recettes et dépenses de la nation avec toutes les conséquences économiques qui peuvent en résulter en cas d'erreurs ne peut, dans l'état actuel des esprits, qu'entraîner une guerre politicienne et idéologique conduisant à un texte de compromis sans portée générale.

L'absence de détermination politique se manifestant devant chaque difficulté, conduit l'administration à substituer la technocratie à la démocratie et à régner par procuration. Ainsi, chaque service ministériel peut dans le domaine qui le concerne avoir une politique de santé implicite. La France, contrairement aux apparences, ne souffre pas d'une absence, mais au contraire d'une pléthore de politiques de santé non écrites, non coordonnées souvent antinomiques. Comme les difficultés économiques actuelles de financement de la santé conduiront nécessairement à l'élaboration d'une législation nouvelle, il faudrait qu'un consensus national impose aux partis politiques un accord sur "l'outil santé" permettant d'élaborer une loi technique et apolitique d'organisation générale. Cette loi serait complétée par des lois "politiques" portant sur des aspects plus idéologiques, dont la caractéristique serait que leur abrogation et leur remplacement par un autre gouvernement ne remettrait pas en cause les principes fondamentaux d'une médecine humaine de liberté. Cette proposition de caractère très général n'entraînerait pas, comme nous allons le voir, une uniformisation des politiques de santé des divers partis.

Tout citoyen, quelles que soient ses idées politiques, désire que les médecins de son pays soient les meilleurs, donc que leur formation soit la plus performante. Il souhaite que les soins dispensés permettent de disposer d'une médecine humaine économiquement fondée sur une recherche de l'optimisation du rapport qualité-prix associé à une authentique chasse au gaspillage, désormais monstrueux. Un consensus national apparaîtrait avec certitude sur ces objectifs et les modalités pour les atteindre, si les principes d'équité et de solidarité servaient de référence permanente à leur élaboration législative et réglementaire. Une vaste campagne d'information et des débats contradictoires nombreux, guidés par la seule objectivité scientifique et économique, convaincraient rapidement les Français de la nécessité d'un programme national de santé. Une loi d'organisation apolitique de la santé apparaîtrait alors comme économiquement indispensable et politiquement judicieuse.

Cette loi d'organisation apolitique dans le sens de non politicienne devrait débarrasser les universités de santé des options idéologiques utopistes, implicites, ou parfois explicites, encombrant les diverses lois portant réformes universitaires ou hospitalières successives, et ne tenir compte que des nécessités de formation (*numerus clausus* des étudiants par un concours avant l'entrée dans les facultés, *numerus clausus* par spécialité avant la spécialisation; équilibre des pouvoirs entre les facultés et les hôpitaux; simplification extrême des procédures administratives). Les pratiques médicales doivent être organisées pour être, au moindre prix, les plus utiles possible aux citoyens, et non pour satisfaire, au détriment des malades toujours pris en otages ou transformés en alibis, les actions politiques ou syndicales qui ne les concernent nullement. La médecine n'a pas pour finalité la carrière, les salaires et les divers avantages des professionnels de toute formations et fonctions concourant à son exercice, mais la préservation de la santé des citoyens. Cet objectif est prioritaire sur toutes les autres revendications, même si ces dernières sont parfaitement justifiées par ailleurs. La loi d'organisation devrait donc assurer cette priorité en créant un pouvoir hiérarchique, non démagogique, fondé sur les connaissances techniques et administratives — inverse de celui actuellement en place — accumulant tous les inconvénients d'une hiérarchie de principe et d'une hiérarchie de fait à pouvoir concédé parcimonieusement.

Les règles régissant le fonctionnement et la hiérarchie devraient reposer sur la connaissance doublée de garanties syndicales et de boucles de rétroaction économiques ayant pour objectif l'efficacité pour le secteur public et le profit connu et justifiable pour le secteur libéral, sans que la commissionnite actuelle puisse réapparaître.

Quant aux options financières, il faut distinguer deux niveaux : l'un technique, l'autre politique ou idéologique. Pour assurer la continuité des moyens de financement de la santé au-delà des options politiques changeantes, toutes les mesures techniques se rapportant aux modalités de recettes et dépenses de santé devraient être incluses dans la loi apolitique générale. Les options politiques sont à subdiviser en principes généraux conduisant à la mise en place des structures à usage technique et celles qui se matérialisent par les taux de prélèvements dont la détermination crée, de fait, la politique caractérisant les options proposées aux électeurs. Elles seules seraient régies par les décrets ou des lois politiques brèves, c'est-à-dire à articles peu nombreux.

Supposons que le schéma de financement proposé soit mis en œuvre par la loi générale grâce à un accord des partis, la politique réelle résulterait des taux de prélèvements appliqués (sur les tabacs, alcools, TVAS), de la largeur de l'assiette de la TVAS (bourse, locations d'immeubles, ventes d'immeubles, héritages...) et de la grandeur des groupes des bénéficiaires (tous les Français ou tous les habitants de la France...). Ainsi, les partis pourraient, à partir d'un texte commun, avoir, par cette seule série de variantes, des programmes de gouvernement extrêmement différents, ne nécessitant, lors de la victoire, qu'un décret ou une loi simple pour mettre immédiatement en application le programme électoral. Mais les promesses électorales sont-elles faites pour être tenues ou bien pour faciliter l'élection ? En effet, si une réforme de structures est nécessaire à chaque changement de gouvernement, avec alternance gauche-droite, les partis disposent par ce biais du plus sûr moyen de pouvoir tout promettre sans risque. En effet, le temps nécessaire pour réaliser ces changements peut être tellement allongé et une désorganisation temporaire des services si grande, qu'y renoncer peut toujours apparaître comme une sagesse de dernière minute. De plus, d'autres difficultés plus urgentes, en interférant, estompent tellement les contours des programmes que les reniements même les plus complets sont oubliés, puis absous. Ainsi, l'homme politique peut exister sans gouverner, laissant le soin à la continuité administrative de gérer, au risque d'une disparition, de fait, d'une partie de la démocratie.

Une alliance objective entre les partis et les administrations, dont les cadres et les hauts fonctionnaires proviennent souvent des mêmes écoles, apparaît toujours pour s'opposer tacitement aux lois d'organisation. Celles qui ont été proposées plus haut rendraient les élus responsables de leurs promesses, par la possibilité de les appliquer immédiatement, et priveraient conjointement les technocrates du pouvoir réel. Tant que le président de la République, qui est le seul homme politique français disposant d'une longévité politique certaine, ne sera pas élu sur deux ou trois grands projets de société qu'il personnifierait après son élection, la France sera plus ou moins bien gérée mais jamais gouvernée. Mais quel candidat oserait proposer un tel défi à la classe politique de son pays ?

### Politique et fonctionnement des structures de la santé

Si l'outil que constitue la médecine peut — et doit — être neutre, son utilisation, en revanche, est extrêmement signifiante de la pensée qui s'exprime lors de son fonctionnement. Toute organisation des consommations de santé, au sens le plus large, repose sur une conception politique de l'individu, de sa place et de ses droits dans son pays. Le fonctionnement de la médecine a désormais pour combustible l'économie, c'est-à-dire, en simplifiant, son financement. Les investissements dans les structures et la recherche destinées à la santé, les possibilités financières allouées aux citoyens pour préserver leur santé, les rémunérations des praticiens de la santé conditionnent en grande partie la place de la médecine humaine dans la hiérarchie sociale. Ces facteurs créent, selon l'importance respective des diverses composantes, des médecines extrêmement différentes, à partir d'outils partout souvent assez similaires. Cela incite à penser que, dans un pays démocratique comme la France, où les extrêmes politiques sont marginaux, un consensus sur l'outil et ses règles de fonctionnements pourraient, si l'opinion publique se manifeste réellement, être aisément dégagé. Ainsi, avec cette loi générale, les réorientations de fonctionnement ne nécessiteraient, pour faire émerger un socialisme réaliste ou un libéralisme tempéré, que des ajustements financiers réglementaires de caractère catégoriel à partir d'un langage de base commun que constituerait la loi d'organisation.

Cette méthode donnerait à la société un instrument, en permanence très rapidement et très aisément ré-orientable par des gouvernements successifs à options politiques différentes. Ainsi les partis, sans avoir jamais à détruire l'outil ou à le reconstruire — ce qui rend beaucoup de réformes impossibles —, pourraient, preuve à l'appui, démontrer, sur des périodes courtes (une législature ou un septennat), la justesse de leurs conceptions politiques et économiques. Le soutien ou l'opposition des partis à une vaste réforme d'intérêt général, du genre de celle proposée, leur offre le moyen d'informer leurs électeurs de leurs intentions réelles sur ce point essentiel pour la vie de chacun. Si les propositions présentées devaient un jour devenir une esquisse pour un projet de loi, il faudrait les compléter, d'abord, par une nomenclature précise de toutes les affections susceptibles d'être classées dans les cinq catégories proposées pour calculer les parts respectives de financements de ces grands secteurs. Les réunions d'étude devraient, en plus de la Sécurité sociale et des syndicats, comporter des représentants des associations de consommateurs, puisque toutes les consommations participeraient désormais à la solidarité.

Une étude critique de quelques possibilités de financement devrait permettre de mieux faire apparaître les choix en présence. Les charges sociales des entreprises, réduites au seul financement des maladies professionnelles et accidents du travail, ne peuvent qu'avoir l'assentiment des employeurs et des salariés. Cet allégement améliorerait grandement la compétitivité internationale des entreprises de main-d'œuvre, sans pénaliser les autres, et accroîtrait les possibilités d'embauche, réduisant d'autant le chômage. Comme la gauche ne fait plus, du profit réalisé par les entreprises, une pratique anti-sociale débouchant sur la lutte des classes et que la droite est pour la libre entreprise, un accord devrait, en toute logique, apparaître. Seule donc, la définition des accidents du travail et des accidents professionnels peuvent entraîner des oppositions.

Les assurances, d'abord, et les assurés, ensuite, souhaiteraient que la définition des accidents du travail fût la plus large possible, afin de ne pas augmenter les charges des assurances se répercutant sur les primes. Quant aux assureurs, ce genre de prélèvements ne les gênerait pas puisque, en définitive, ce seraient les assurés qui, par leur intermédiaire, continueraient à financer la solidarité. Ce mode de prélèvements pour la solidarité permettrait, toutefois d'alléger grandement les procédures contentieuses entre les assurances et la Sécurité sociale, puisque la cotisation globale et forfaitaire annuelle les ferait disparaître ainsi que les procès en responsabilité entre assurances, pour éviter des remboursements. Logiquement, les économies réalisées devraient atténuer l'augmentation des primes, déjà compensée par l'augmentation des salaires, comme nous l'avons évoquée plus haut. En ce domaine encore, que l'assurance soit de statut public, mutualiste ou privé, la droite et la gauche pourraient parvenir à des options similaires, sinon communes.

Les "taxes santé" sur le tabac seraient source d'un impopularité globale non liée à une appartenance politique particulière; elles devraient donc, dans l'intérêt national, être conjointement assumées pour des raisons d'efficacité évidente par la droite et la gauche, quel que soit le gouvernement au pouvoir. Si la taxation se faisait rationnellement, en fonction de la nocivité pour l'organisme, reconnue scientifiquement, quel que soit le type de cigarettes ou de tabac sans référence au caractère luxueux ou non, l'accord pourrait être complet d'autant que le tabac étant un monopole d'état les *lobbies* d'intérêt catégoriel n'interviendraient pas.

La taxation de l'alcool entraînerait certainement des réactions très vives, mais en mosaïques, démonstratives de la cohésion des formations politiques par rapport à l'implantation géographique des députés et sénateurs de chaque parti. Les députés et sénateurs du Midi, de droite ou de gauche, pourraient, sur une discussion concernant la taxation des vins et alcools, être beaucoup plus proches les uns des autres que les députés d'un même parti provenant du Nord et du Midi. Pour la taxation de la bière, il en serait de même mais selon un axe Nord-Sud inversé. Compte tenu de ces alliances objectives dépassant les partis et de la taxation nécessaire des produits alcoolisés fabriqués, distribués et consommés dans toute la France, seul un vaste projet de vraie solidarité nationale pourrait être accepté par tous si des réorientations de base étaient organisées simultanément. En ce domaine, à nouveau, la référence à l'effet pathogène des diverses boissons permettrait peut-être, par son caractère scientifique, politiquement neutre, de trouver un compromis équitable.

Les taux de TVAS et l'assiette des prélèvements relevant de la philosophie politique de chaque parti, l'affrontement paraît inévitable. Toutefois, le principe de la création de la TVAS pourrait être soutenu par tous.

Le taux unique de TVAS aurait, en sa faveur, la simplicité technique, l'efficacité administrative et l'équité. Compte tenu de l'importance en volume des grandes tractations financières (bourse, transmission de patrimoine de toute nature), par rapport à celui de la consommation de nécessité et de bien-être non luxueux, on peut imaginer que le taux resterait faible. Il serait, sur ces dernières catégories, largement compensé par un reversement, aux salariés, d'une partie des prélèvements actuels maintenant leur pouvoir d'achat dans un premier temps, puis l'accroissant progressivement si des économies apparaissaient.

## Politique et pratiques professionnelles de santé

Même si tous les impératifs économiques étaient satisfaits grâce à une réforme globale permettant de disposer, au XXI^e siècle, d'une médecine humaine en expansion constante — à efficacité technique et financière sans cesse accrue —, il persisterait encore de très nombreuses questions politiques et, notamment, celles afférentes aux relations des médecins avec l'Etat, ou, plus précisément, avec l'administration française.

Les médecins et les praticiens paramédicaux, même si c'est à un degré moindre, ont les mêmes responsabilités dans le fonctionnement de la santé, c'est pourquoi nous les confondrons par commodité dans le reste de cette brève analyse. Les médecins ont, au sein des sociétés modernes, gardé des fonctions très particulières et spécifiques, essentielles pour le malade et la société dans son ensemble. Elles sont malheureusement en voie de dénaturation et même de destruction, pour des raisons politiques et administratives trop souvent puériles. Les médecins apparaissent fréquemment comme des détenteurs d'un pouvoir à réduire et comme des praticiens d'une profession devant se fondre parmi les membres des autres professions libérales — ou, pire, parmi les techniciens supérieurs. Tant que les relations avec l'Etat seront de cette nature, la médecine, quels que soient ses progrès et les possibilités économiques et techniques, ne pourra pas procurer à la société les services que celle-ci peut et doit attendre d'elle.

Pour préserver une médecine humaine au XXI^e siècle, une séparation de la médecine et de l'Etat paraît s'imposer d'urgence. La médecine ne peut se pratiquer que dans la liberté, la confiance réciproque et la foi en l'avenir. Il n'est pas question de faire échapper le citoyen-médecin aux lois et règlements, généraux ou économiques, ou aux diverses juridictions de son pays, mais de laisser aux praticiens de la santé des autres, la possibilité, dans le cadre de leur profession, et exclusivement dans ce cadre, d'organiser leurs exercices au service des autres, puis de faire accepter ou refuser leurs propositions de réformes sans qu'elles puissent être défigurées au point de les rendre inutilisables.

Les mentalités et pratiques des politiciens, de l'administration et des médecins doivent évoluer afin de recréer une médecine authentiquement humaine. La dépendance de la médecine par rapport à l'Etat comme structure hiérarchique professionnelle ne peut plus être imposée par la société, si elle veut disposer de médecins efficaces, tant dans le secteur privé que public. Comme le secteur public est très vaste — qu'il s'accroîtra probablement encore — et qu'il est la source essentielle des progrès médicaux, il faut désétatiser l'hospitalisation publique et les universités de santé sans pour autant les privatiser en utilisant, par exemple, le schéma proposé. L'Etat doit, par une politique de santé claire, préciser ses objectifs nationaux et internationaux, donner les moyens financiers en rapport avec ses exigences, contrôler *a posteriori* l'utilisation des moyens mis à la disposition de la médecine, prendre, si nécessaire, des sanctions économiques disciplinaires, ou même pénales, mais laisser aux organes représentatifs de la profession le soin d'organiser les exercices et de gérer les moyens. Il devrait, de plus, s'interdire de prendre des décrets et de promulguer les lois concernant les exercices professionnels publics et privés, sans que l'Ordre pour les exercices et l'Ordre associé aux structures émanant des universités de santé pour la formation ne soient obligatoirement consultés avec des délais raisonnables de réflexion. A l'inverse, ces organismes devraient, de façon formelle, pouvoir saisir le gouvernement et, par l'intermédiaire de ce dernier, le parlement et proposer des projets de règlement ou de législation nécessaires aux exercices. Ces diverses procédures, contraignantes pour les divers partenaires, les responsabiliseraient totalement, avec tous les avantages prévisibles pour la société et les citoyens. Puisse l'Etat comprendre que savoir octroyer un pouvoir important mais contrôlable procure une efficacité par responsabilisation que tout dirigisme interdit. Dans une telle perspective, l'Ordre devrait être rénové.

Comme c'est le cas actuellement, l'Ordre rassemblerait tous les médecins quelles que soient leurs opinions politiques, idéologiques et philosophiques. Les représentants dans les instances départementales, régionales et nationales continueraient à être désignés par un vote démocratique. Mais, en plus des rôles moraux et disciplinaires actuels, l'Ordre assumerait de réelles fonctions organisationnelles et économiques par ses avis officiels donnés au gouvernement et engageant tous les médecins. Pour coordonner les actions concernant plusieurs secteurs de la santé, une structure nouvelle rassemblant, selon des modalités à déterminer, des représentants des Ordres existants (ou à créer) des professions de santé, serait mise en place. Ce conseil des professions de santé, toutes "chambres" confondues, débattrait des grands problèmes de santé de la nation et communiquerait ses avis au gouvernement. Les syndicats professionnels, médicaux et paramédicaux seraient des contre-pouvoirs du gouvernement et des ordres professionnels pour défendre les intérêts matériels et moraux des mandants. Une telle "gestion" de la santé, indépendante mais totalement intégrée à l'Etat, permettrait de cumuler de nombreux avantages, tout en réduisant les inconvénients.

Si l'Etat doit s'imposer une contrainte par rapport à la médecine pour la rendre enfin efficace dans tous les domaines, les médecins doivent, quant à eux, profondément changer leur comportement par rapport au gouvernement et à ses administrations aux pratiques rénovées. Actuellement, les médecins sont le plus souvent de très grands individualistes, tant dans l'intérêt bien compris de leurs malades que du leur. Si cette conception est normale pour une profession ayant en charge, par essence, la vie de chaque individu, personne unique et irremplaçable, il faudra par nécessité économique y adjoindre de nouvelles approches, faute de quoi la médecine humaine fera place à un superbe égoïsme incompatible avec la vraie solidarité. Dans trois domaines, tous les médecins doivent revendiquer mais aussi assumer conjointement leur responsabilité face à la société et aux malades : l'activité professionnelle, la formation universitaire initiale et continue, l'économie de santé.

Dans le domaine professionnel, les médecins doivent admettre, voire solliciter, le contrôle de leurs activités, et fournir aux malades et à la société des garanties professionnelles en rapport avec un financement de solidarité. La profession dans son ensemble, par l'image qu'elle donnerait, permettrait un accroissement constant de la qualité des soins objectivement reconnus, et, par voie de conséquence, sa notoriété. Les modalités proposées garantiraient contre tout risque de dirigisme étatique, toujours préjudiciable, en définitive, aux malades et à la société, ainsi que contre tous les risques de jugements partisans. Le succès d'une telle pratique, confirmée par une expérience limitée, convaincrait les derniers hésitants.

Dans le domaine de l'enseignement de la médecine, la profession doit, en commun avec les universitaires médecins, revendiquer ses responsabilités, tant pour la formation initiale que continue, par l'intermédiaire de l'Ordre rénové mais aussi par un syndicalisme réformé. Celui-ci devrait comporter des sections réservées aux praticiens en exercice et des sections pour les étudiants en formation. Ainsi, dès l'université, les étudiants en médecine auraient une approche professionnelle, qu'un syndicalisme intelligent oblige à acquérir.

Dans le domaine économique, enfin, la responsabilisation est une condition *sine qua non* des progrès de la médecine du XXI$^{e}$ siècle. Le contrôle professionnel, par carte disquette bien utilisée, peut devenir un rempart contre les exigences outrancières des malades et les gaspillages. La rationalisation des démarches diagnostiques et thérapeutiques, grâce à l'informatique et, enfin, l'indispensable participation à la gestion de la solidarité, par l'élection des représentants des malades et des médecins dans les structures de décisions financières, devraient permettre de transformer les mentalités et faire émerger, grâce à la confiance réciproque, la médecine humaine du XXI$^{e}$ siècle à gestion authentiquement concertée.

## Un consensus national pour une politique de santé

Un consensus ne peut résulter que d'efforts concertés et d'une volonté commune des professionnels de la santé, des citoyens et de l'Etat, ou n'existera pas. Pour y parvenir les praticiens doivent admettre d'assumer les difficultés actuelles et les atténuer en préparant l'avenir proche et lointain en participant notamment à une internationalisation de la médecine humaine. Les citoyens doivent favoriser une vaste réforme financière des moyens alloués à la santé, comprendre la nécessité des contrôles individuels, participer par leur coopération en tant que malades aux progrès scientifiques médicaux, s'investir dans un vaste programme de vie associative pour la santé. L'Etat, enfin, doit admettre de simplement contrôler mais de ne plus administrer la santé et d'inciter ou de freiner par l'économie le fonctionnement de l'outil santé, de garantir pour les citoyens, en surveillant mais sans les diriger, le fonctionnement de la Sécurité sociale et des ordres professionnels.

Actuellement, la médecine, par lâcheté politique des gouvernements successifs depuis vingt ans environ, se trouve confrontée à un sur-effectif de généralistes et, plus encore, de spécialistes conduisant à des concurrences sauvages et à des gaspillages énormes par surconsommation, par surenchères de tous ordres des malades et des médecins. Les mesures administratives appliquées en Autriche (liberté de devenir médecin et de s'installer mais habilitation sélective par la Sécurité sociale pour les remboursements) ont fait la preuve de leur nocivité individuelle et collective en conduisant rapidement à un double marché de la médecine, l'un crypto-fonctionnaire, l'autre de luxe, contraires à la notion de solidarité. Seul un *numerus clausus* strict, tant pour les généralistes que pour les spécialistes et des redéploiements incitant les médecins à s'intégrer dans une perspective européenne, et même mondiale, devraient permettre de proposer des solutions pour les vingt prochaines années.

La seconde difficulté à résoudre par la profession réside dans la déviance para-scientifique de la médecine actuelle. Sous couvert de concepts obscurs, faussement inoffensifs du type "médecine douce", l'activité de certains docteurs en médecine s'apparente plus à celle d'un guérisseur qu'à celle d'un médecin du XXIe siècle. Cette source d'originalité devient parfois une importante possibilité de conquérir la notoriété, avec toutes ses conséquences psychologiques, mais aussi, malheureusement, financières, favorisées par le sur-effectif et le niveau de vie qui en découle. Que ces pratiques se perpétuent tant qu'elles ne sont pas néfastes pour la société, au titre d'une certaine médecine du mieux-être, relève de la liberté individuelle, mais certainement pas de la solidarité. D'ailleurs, si les conditions de vie des médecins et, plus encore, si leur formation étaient satisfaisantes, seules les pratiques scientifiquement valables subsisteraient. En ce domaine aussi, la profession doit avoir ses exigences. Ou les médecins prendront en main leur avenir en exigeant des formations initiale et continue, professionnellement réfléchies, réalistes et non technocratiquement imposées ou la médecine déshumanisée, industrialisée, d'une part, et les para-sciences, sources d'obscurantisme et de profits anormaux, d'autre part, se développeront conjointement, pour le plus grand mal des malades et de la société.

Les nouvelles formations doivent faire naître le praticien à vocation humaniste et scientifique, dominant les outils modernes et l'informatique, lui permettant de devenir le médiateur entre le malade et la médecine. Cette renaissance devrait déboucher sur une conception européenne de la médecine à faire partager par tous les membres de la CEE, autorisant malgré les handicaps linguistiques la création d'un vaste espace médical européen, contrepoids culturel et économique aux USA. Sans cette réaction du Vieux Continent, la colonisation médicale se poursuivra et finira par un asservissement au bénéfice des Etats-Unis. Cette coopération professionnelle et de recherche entre les pays européens implique obligatoirement la création d'une économie médicale de la santé, cohérente et concertée, appliquée quotidiennement par tous les praticiens, rapprochant les médecins des gestionnaires devenus des partenaires et non des adversaires.

Un pays comme la France devrait, de par ses traditions, donner l'exemple d'une réelle coopération médicale avec les pays en voie de développement, notamment francophones, rendant, par absence de barrière linguistique, les exercices plus faciles. Les nombreuses associations médicales (Médecins sans frontières, Aide médicale internationale ou AMI, Médecins du monde...) montrent, à l'évidence, l'exemple et le goût de beaucoup de jeunes médecins et de professionnels paramédicaux pour les actions missionnaires laïques, civiles non idéologiques. Le souffle de générosité et les prises de conscience, par les médecins, les citoyens et les bénéficiaires, que ces associations font naître, devraient être la base d'une vaste action internationale. Cette coopération, qui est très utile aux pays aidés, mais qui l'est tout autant à nos diverses catégories de praticiens de la santé, serait d'autant plus facile à organiser que la France a un sur-effectif médical. Elle procurerait, de plus, aux gestionnaires, des marchés potentiels de toute nature.

Si tout étudiant, par exemple, devait, au cours de ses stages de troisième cycle d'études médicales, nécessairement accomplir un stage en coopération durant six mois, l'installation, à son retour, dans une ville distante de 300 à 500 km de sa faculté d'origine ne lui apparaîtrait plus comme un exil, au vu des vraies difficultés vécues et ressenties durant son séjour à l'étranger. De plus, si des contrats de deux à quatre ans — et même davantage — avec l'Etat, mais par l'intermédiaire d'associations, évitant, par là même, la création d'un corps de "médecins coloniaux d'assistance", étaient organisés et permettaient d'octroyer, au retour, des avantages aux volontaires, une autre conception de la médecine s'instaurerait progressivement. Si les jeunes médecins et les professionnels paramédicaux avaient des possibilités de vocations, et non des perspectives de chômage ou de mercantilisme, les mentalités se transformeraient rapidement.

Les citoyens et l'Etat doivent, eux aussi, assumer pleinement leurs responsabilités dans les changements de la médecine, faute de quoi aucune évolution ne sera possible. Les Français doivent, par leur comportement individuel, soutenir majoritairement une réforme en s'impliquant personnellement dans les contrôles de qualité de la médecine, les recherches cliniques et épidémiologiques. Ils doivent aussi participer aux transferts de responsabilités d'une partie des activités médicales démédicalisées et investir dans une importante vie associative ayant pour but la qualité et la quantité de la vie.

Si les citoyens participent, réclament — et même exigent — le changement, le gouvernement légiférera pour établir un concordat de santé garantissant les individus, tout en décolonisant la médecine de ses technocrates. Tout cela nécessiterait une très importante information objective de tous les Français, qui pourraient alors prendre conscience que, dans le domaine de la préservation et de la prolongation de la vie humaine, l'intérêt de tous est la plus sûre garantie de chaque individu. La complexité et la quantité des connaissances à utiliser et des techniques à employer sont devenues telles que, quelle que soit la fortune d'un patient, les moyens utilisables pour son cas particulier seront toujours trop longs à mettre en œuvre pour lui seul, s'ils ne sont pas déjà disponibles, donc imaginés pour la collectivité.

Puissent donc les opposants aux transformations radicales, notamment celles proposées dans ce livre, être assez intelligemment égoïstes pour soutenir — et même promouvoir — une solidarité dont ils seront nécessairement un jour les bénéficiaires.

# La médecine humaine du XXI$^{e}$ siècle

# Une pratique sociale d'une philosophie de la vie et de la mort

La médecine, naguère limitée par des moyens modestes à une sympathie humaine palliant une thérapeutique peu efficace, s'est transformée grâce aux performances techniques. Elle devrait acquérir au XXI$^{e}$ siècle par la réintroduction de l'humanisme et par l'accroissement du savoir et des possibilités matérielles une essentielle fonction humaine pour devenir la pratique sociale d'une philosophie de la vie et de la mort à la disposition de chaque être humain. Les facteurs limitant la médecine moderne seront de moins en moins l'insuffisance du savoir et des moyens techniques. Les décisions collectives matérialisées par les choix économiques prédomineront. Cette révolution, encore ignorée par beaucoup mais récupérée à son profit par l'économie, conduira aux pires exercices professionnels de la santé si la solidarité ne prévaut pas sur les techniques financières et médicales. La qualité humaine d'une société se juge à la place qu'elle offre aux citoyens affaiblis par la maladie, l'accident — ou simplement l'âge — et non à son rang économique dans le monde. Cette place doit être le moyen de garantir l'essentiel, c'est-à-dire un rang identique de solidarité et de convivialité permettant de combattre les handicaps des individus.

La consommation procure la satisfaction du moment, vite oubliée puis négligée par l'apparition du désir d'une autre, elle même soumise à un avenir identique. Puisque les financements atteignent promptement leurs limites, la frustration s'installe rapidement. Pour ceux qui ne placent pas leur avenir dans un au-delà, la révolte, la désespérance ou la résignation de nécessité deviennent les seuls horizons que la confuse et irrationnelle impression d'éternité terrestre permet de supporter en attendant un futur heureux. Si cet espoir en demain — chaque jour renouvelé plus ou moins obscurément pour vivre ou survivre — se brise sur l'accident, la maladie ou l'âge et si une nouvelle espérance fondée sur la médecine ne permet pas de supporter ou de surmonter l'épreuve, la barbarie renaît. Pour chacun, à des degrés divers, la souffrance morale apparaît — et éventuellement persiste — selon que l'épreuve sera totalement ou partiellement dominée. C'est pourquoi la médecine ne peut plus être, malgré l'importance de ses moyens, uniquement technique. Elle implique obligatoirement un médecin en position de médium entre l'homme souffrant, pour quelque raison que ce soit, et la solution passant certes par la technique et l'économie mais seulement après une réflexion commune entre le médecin et le malade débouchant sur un objectif à atteindre par les moyens les plus appropriés pour chaque cas particulier. La médecine de soins et le vaste ensemble de la médecine du mieux-être ne peuvent, pour des espérances déçues trouver de solutions dans des para-sciences. Celles-ci ne sont que des paravents de l'obscurantisme permettant l'exploitation de la souffrance physique et psychique des individus vivant dans des sociétés sans dessein, donc sans défense. Si, de plus, les médecins, par insuffisance de formation, nécessité financière ou intérêt sordide, s'associent à ces déviances en les pratiquant, le XXI$^{e}$

siècle verra l'avènement d'un partage de l'exploitation de la souffrance et des désespérances humaines entre les ingénieurs de santé et les charlatans.

La médecine préventive modifia le destin de beaucoup d'hommes, mais sans toutefois lui imposer de résoudre des questions morales complexes. La médecine de soins a sauvé beaucoup de patients. Mais, par ses diagnostics et pronostics précis, et plus encore par l'efficacité de ses thérapeutiques, engendre des drames de conscience parfois inhumains pour l'intéressé et son entourage. Demain, une certaine médecine prédictive va confronter le médecin, le malade et les citoyens encore bien portants à des questions éthiques et psychologiques très difficiles à résoudre, surtout si le niveau de culture de chacun n'est pas nettement amélioré. L'étude du génome humain de chaque individu deviendra, très probablement, en grande partie ou totalement accessible dans deux ou trois décennies. Ainsi, les médecins et les malades à former dès maintenant auront à gérer cette nouvelle biologie prédictive et ses conséquences. Ces analyses, dont le coût est difficile à prévoir, dont la diffusion est imprévisible et dont les révélations auront des implications sociales et individuelles très nombreuses, permettront de décrypter à tout âge le code génétique de tout homme. Elles permettront vraisemblablement de préciser, avec une fiabilité probablement élevée, si un sujet "normal" est prédisposé à telle ou telle maladie et à quelle période de sa vie, si des facteurs intercurrents (modification volontaire du mode de vie, accidents...) n'interfèrent pas avec l'évolution spontanée. Ainsi, une partie plus ou moins grande du déterminisme biologique de chaque individu sera déterminable, avec toutefois la persistance des événements de la vie journalière, qui seront malheureusement le plus souvent incapables de compenser la révélation si elle est défavorable.

Dès le XXI$^{e}$ siècle, tant par la poursuite des énormes progrès de la médecine de soins que par l'apparition d'une certaine médecine authentiquement prédictive, les médecins devront beaucoup réinvestir dans une formation humaine leur permettant d'accéder à une philosophie de la vie et de la mort de leurs patients. Cette philosophie et sa pratique sociale, qui constitueront la part humaine de la médecine, seront sa finalité mais aussi l'outil pour y parvenir. La société dans son ensemble, aidée par ses praticiens, ses savants et ses penseurs doit se déterminer par un consensus et non par une législation ou réglementation qui seraient la pire des solutions pour chacun, en transformant la décision individuelle en jugement ou verdict, alors qu'elle doit être sympathie au sens étymologique du terme.

La vie humaine paraît être totalement liée à celle de son cerveau. En effet, lorsqu'il est mort, comme peut le démontrer une série d'EEG plats, la vie du reste du corps est considérée comme accessoire, végétative, et peut être interrompue volontairement. Les machines entretenant la vie de tous les autres organes peuvent être délibérément arrêtées, sans que les morales ni les divers cultes n'y fassent obstacle. Serait-ce implicitement reconnaître, pour les spiritualistes du moins, que l'âme et les fonctions cérébrales supérieures sont étroitement liées ? Toutefois, dès que la conscience, potentielle ou réelle, aussi ténue soit-elle, existe, l'interdit absolu réapparaît, car transgresser cette règle serait admettre des limites variables permettant tous les abus. En revanche, la question du choix par le malade de sa propre mort reste posée et se posera de plus en plus du fait des nouvelles situations créées par les possibilités croissantes de la médecine. Chacun devrait, avec des garanties rigoureuses, pouvoir choisir entre une mort sans souffrance ni violence et la vie. L'être humain n'est déjà, par nécessité, pas consulté pour entrer dans la vie, laissons lui, peut-être, le droit d'en sortir, si telle est son absolue volonté.

De plus en plus, au fur et à mesure de la croissance des moyens, la question délicate sera : « Jusque quand soigner ? » N'ayons pas l'hypocrisie ou le cynisme de laisser à l'économie le soin d'arrêter une doctrine qui doit être — et ne peut qu'être

— philosophique. Apprenons à admettre ensemble, sans jalousie, que la durée de la vie est inégalement limitée pour chacun, en grande partie du fait de notre patrimoine génétique, et que tout ne sera pas également possible pour tous et toujours. C'est un nouvel état d'esprit collectif qu'il faut faire émerger, mais qui n'apparaîtra que progressivement et seulement si une formation des médecins et de la population permet à la connaissance d'éclairer les consciences. En attendant cette émergence, que chaque cas puisse être résolu au mieux du seul intérêt de l'être concerné, et non de la société, ou au nom d'une idéologie, surtout lorsqu'elle n'est pas partagée par le patient.

Formons donc l'esprit, le cœur et ensuite, seulement, la main du médecin du XXI^e^ siècle, apprenons-lui à utiliser son cerveau autrement que comme une banale mémoire d'ordinateur. N'oublions pas d'initier simultanément, et le plus complètement possible, les citoyens, faute de quoi la médecine ne pourra jamais être un vrai dialogue entre le malade et le médecin. Si ces conditions sont satisfaites, une vraie pratique sociale d'une philosophie et d'une stratégie pour préserver la vie et assurer une mort dans la dignité apparaîtra peut-être, sinon la médecine du XXI^e^ siècle cédera sa place à l'ingénierie de santé.

# Postface

A titre individuel, que chacun se rassure : la médecine française est de même niveau que celle de tous les pays développés et les malades bénéficient de soins d'excellente qualité, en parfaite concordance avec les connaissances actuelles. Pourquoi avoir, alors, écrit ce livre et ainsi, peut-être, contribué à alarmer une opinion publique déjà inquiète ? Parce que l'économie ne pourra continuer longtemps encore à supporter une si mauvaise gestion des connaissances et des exercices médicaux, entraînant des gaspillages aussi énormes.

Actuellement, la défectueuse formation des médecins, l'excessif découpage en spécialités de la médecine, l'absence de médecins généralistes "synthétiseurs", disposant des moyens de leur judicieuse ambition, sont compensés par une surconsommation inacceptable d'examens paracliniques et de multiples consultations de spécialistes, associés à des thérapeutiques excessives. Ces substitutions permettant d'obtenir malgré tout une médecine d'excellente qualité, qui pourrait être acquise par des pratiques incomparablement moins onéreuses, ne seront bientôt plus économiquement supportables.

Comme en médecine il faut de huit à dix ans pour adapter une formation à un exercice et probablement autant pour organiser une économie de santé rénovée, une nouvelle politique s'impose d'urgence. Ce livre a pour but d'inciter à la réflexion, puis à une réorganisation de la médecine comprise et admise par la majorité des Français. Il ne doit pas engendrer le pessimisme, qui n'est pas de mise en médecine puisque les progrès bénéfiques pour l'homme sont sans cesse plus rapides.

Composition et mise en pages : ***inéluctable,*** 9 rue Fénelon 75010 Paris.
Impression **Soregraph** *Levallois* 1er trimestre 1988.